上海中医药大学立项教材

医学传播学

主　编

王　韬

副主编

周敏杰　徐仲卿　刘壹泽　刘晓丹

主　审

向延卫

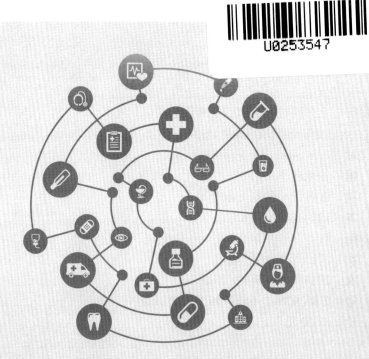

上海科技教育出版社

图书在版编目(CIP)数据

医学传播学/王韬主编.—上海:上海科技教育出版社,
2023.9

ISBN 978-7-5428-7969-1

Ⅰ.①医… Ⅱ.①王… Ⅲ.医学—传播学—研究
Ⅳ.①R-05

中国国家版本馆CIP数据核字(2023)第104900号

责任编辑 蔡 婷
装帧设计 李梦雪

医学传播学

主编 王 韬

出版发行 上海科技教育出版社有限公司
　　　　　　(上海市闵行区号景路159弄A座8楼　邮政编码201101)

网	**址**	www.sste.com　www.ewen.co
经	**销**	各地新华书店
印	**刷**	常熟华顺印刷有限公司
开	**本**	720×1000　1/16
印	**张**	11
版	**次**	2023年9月第1版
印	**次**	2023年9月第1次印刷
书	**号**	ISBN 978-7-5428-7969-1/R·487
定	**价**	58.00元

前　言

∽

《医学传播学》教材正式与广大教师和同学们见面了。本教材为上海中医药大学校级立项教材,供医学传播学课程使用。

现代医学传播学是一门完全由我国学者原创的新兴交叉学科,在我国从诞生到发展已有将近10年的时间。2015年,方秉华、王韬等专家首次提出由医务人员作为传播主体的新兴学科——医学传播学,并在2016年获得上海市科技成果奖。2016年,中国科学技术协会"科普中国"品牌"达医晓护"医学传播智库成立,这成为我国医学传播学理论研究与实践探索的主要学术团体。2019年,医学传播学的首部理论著作《医学传播学:从理论模型到实践探索》正式出版,标志着医学传播学的理论体系初步建成。这本书一经出版,不仅获得了国家出版基金资助,还在次年被美国双世出版公司引进版权,全球出版发行。医学传播学的出现,不仅是医学科普从实践向理论升华的重要成果,也是医学与传播学交叉融合发展的产物。

医学传播学,是以医务人员为创作传播主体,以科普学术化为主要理论,集知识体系、学术组织、教学科目为一体的医学与传播学融合创新的新兴学科,已经在学术界被大家广泛认同。本学科主要创立者王韬、徐仲卿、周敏杰等的项目"医学传播学的学科构建与应用推广",获得了中华医学会2021年中华医学科技奖唯一的卫生管理奖,使医学传播学的发展进入快车道。

近年来,国内多所医学院校开设了医学传播学课程,还成立了中国医学传播学教学联盟。上海中医药大学自2021年起开设"医学传播学"课程，并在2022年立项了《医学传播学》校本教材建设项目。特别值得一提的是，上海中医药大学的医学传播学教学团队和教材编写团队是由"达医晓护"医学传播智库、四川省医学传播学会的专家们和该校经验丰富的师资团队共同担纲的。这里不仅有来自上海、吉林、广东、陕西、四川等省、市的医学专家，更有传播学专家，真正实现了文理交叉、中西医结合。

此次《医学传播学》教材的出版，不仅是对上海中医药大学医学传播学教学的有力推动，也将在医学传播学发展与实践中发挥积极作用，是我国医学传播学学科建设的重要里程碑。愿医学传播学为复合型医学人才培养、为"健康中国战略"贡献更大的力量。

我们衷心感谢所有为本书编写付出心血的作者和参与者，也诚恳地期待着广大读者对本书存在的问题提出批评和指正。这将是对我们最大的鼓励和帮助，同时也将有利于本书的修订再版，谢谢。

王韬

2023年4月3日

目　录

XUPIAN——

绪 篇

教学目标

　　1.掌握医学传播学的定义。

　　2.熟悉医学传播学的特点和研究范围。

　　3.了解医学传播学的历史、医学传播学和健康传播学及健康促进的关系。

第一节

医学传播学的定义、特点与研究范围

一、医学传播学的定义

（一）产生背景

　　医学传播学是伴随人们对健康追求的需求而产生的新兴交叉学科。随着时代的发展、医疗卫生水平的进步、疾病谱的变化,人们对健康的追求不单纯停留在不得病,而是更多地关注各类影响健康的危险因素,更多地注重对自身健康的管理。世界卫生组织(WHO)提出,健康除了是身体健康,还包含精神、心理、生理、社会、环境、道德等方面的完全健康,也就是"大健康"。我国的发展战略——"健康中国"行动提出,人们对健康的需求从个体健康到大健康转变,医学模式从以治病为中心转向以人民健康为中心,树立全生命周期健康管理的理念。现如今,公众对健康知识和医疗服务的需求急剧提升。在信息化、数字化爆发式发展的"万物皆媒"时代,如果健康信息缺乏专业性和科学性,那势必产生"伪专家""伪健康""伪科普"。现阶段存在的问题是:公众健康素养仍有不足,对健康信息的判断和甄别能力不强,所以人们需要得到更多由相关专业人士把关的科学的卫生健康医疗知识信息。为了满足人们对健康信息的需求,医生、护士、医技等专业人员必须担负起传播医学知识的责任,由此形成了医学传播学的概念。医学传播学的学科发展紧密围绕"健康中国"战略实施和新时代医学人才需求,在"大健康"背景下拓展医文交叉融合,培养具有医防融合能力的医学人才,完善健康促进体系,推动全民健康发展。

(二)定义

医学传播学是以医务人员为传播主体,以科普学术化为主要理论,集知识体系、学术组织、教学科目为一体的医学与传播学融合创新的新兴学科。

(三)传播过程的五要素

医学传播学是从医学和科学传播学中发展出的一个交叉学科。医学科学传播具有传播学最基本的特征,分别是传播主体、传播对象、传播内容、传播媒介、传播效果五要素。

1. **传播主体(传播者)**　简单来说就是谁来做医学知识传播。传播主体是一切科学传播的根本,是传播科学性、真实性的基石。医学是处理健康相关问题的一种科学,以治疗和预防生理和心理疾病、提高人体自身素质为目的。医学又是一个从预防到治疗疾病的系统学科,研究领域包括基础医学、临床医学、法医学、检验医学、预防医学、保健医学、康复医学等。医学的科学性体现在通过基础医学的理论与发现,例如生物化学、生理学、微生物学、解剖学、病理学、药理学、医学统计学、流行病学等来治疗疾病与促进健康,可以看出医学的专业性非常强。为了保证医学传播的专业性与科学性,传播者必须是专业的医务人员,具体包括具有执业资格的医生、护士及医技人员等处于临床一线的医疗工作者,各类具有医疗资质的正规机构,也包括具有较高医学素养的医学研究生。医学传播者既要有医学领域的专业知识,还要有强烈的社会责任感。

2. **传播对象(受众)**　简单来说就是医学传播的受众是谁。广义而言,医学传播的对象包含了医学科学共同体与非医学科学共同体两个部分。医学科学共同体即医学专业人员,他们之间的知识传播交流,通常是通过学术共同体之间特有的交流途径(如期刊、会议、大会发言等方式)进行的,因此不在医学传播学中涉及。医学传播更多关注的是面向非医学科学共同体(即不具备专业医学知识的公众)的传播,所以公众才是医学传播真正的对象。按照公众在健康维度上的差别,医学传播对象包含了患者(已患病者)、患者亲友、疾病目标群体(易感者)和普通公众。

3. 传播内容（内容）　医学传播学传播的是医学知识，涵盖全生命周期，包括预防、治疗、护理、康复等阶段的医学知识。医学传播旨在向非医学专业的公众传播权威、准确、科学的医学知识，进而促进其养成健康的行为习惯，重获或保持健康。医学传播对传播的内容有严格的标准和要求。医学传播的内容应为有定论的医学科学知识，具体包括医学教科书、词典及医学相关国家法令中的内容。部分最新研究成果或存在学术争议的研究内容，由于尚未得到时间的验证和学术界的公认，一般不适合作为"有定论的医学科学知识"进行传播。

医学传播学的传播内容有三个层面：谈"病"、谈"看病"和谈"看待病"。谈"病"，即向大众传播疾病的预防、治疗、保健与康复知识。谈"看病"，是指传播与就医相关的所有过程，包括就医流程、与就医相关的制度法规及就医指导等。谈"看待病"，是引导公众用科学眼光看待疾病和死亡，了解医学的局限性，转变对现代医学的认知和错误观念。

4. 传播媒介（媒介）　医学传播的途径包含了人类信息传播的所有方式。从医护人员与患者及家属的面对面医患沟通，到社区医学健康讲座，再到传统纸质媒体如报纸、期刊、广播、电视，以及新型互联网媒体平台，医学传播按照不同目标受众的特点有针对性地利用各种传播渠道，实践着全媒体的传播模式。在信息时代，新媒体已经向全媒体、融媒体发展，广播、电视、音像、电影、图书、报纸、杂志、网站等不同媒介形式高度融合，自媒体快速发展，进入了一个"人人传播、万物皆媒"的时代。在医学传播领域，无论何种传播途径，传统媒体、新媒体、自媒体、融媒体等都是为传播主体和传播内容服务，只有传播主体和传播内容科学正确，才能确保传播的准确性与可靠性。

5. 传播效果（反馈效果）　医学传播学是交叉学科，它的传播效果也基于医学和传播两方面，需具有医学的科学性、传播的时效性和提升国民健康水平及健康科学素养的有效性。医学传播向大众普及医学知识，以人民健康为目标。评估传播效果不仅仅在于受众多寡，更在于通过传播，是否真正改善了公众健康指标，使受众形成了健康生活方式，或者尽可能弥补了医患之间的信息不对称等，实现了医疗资源合理配置，并最终达到降低疾病发病率、死亡率和致残率的目的。

二、医学传播学的特点与研究范围

（一）医学传播学的特点

1. 医学传播的科学性、精准性　医学传播主要传播的内容是医学知识，需要保证知识的科学性、精准性。医学传播中传播者通常是专业的医护人员，具体包括医生、护士以及技工等临床一线工作者，确保了传播内容的科学、准确、客观。与一般科学传播相比，医学传播的受众范围更精确，知识传递要精准定位人群，按健康状况维度不同或医学科学素养背景不同分层传播。

2. 医学传播贯穿于全生命周期　医学传播学的发展践行"大健康"理念。医务人员进行医学健康知识传播贯穿"生、老、病、死"整个生命周期。医学传播不仅传播疾病的治疗，更重视传播疾病的预防。传播内容涉及三级预防。两千多年前，《黄帝内经》提出"上医治未病，中医治欲病，下医治已病"，即现在"大卫生、大健康"的理念，坚持预防为主、防治结合。"未病、欲病、已病"都是医学传播的内容。传播对象不仅有患者和家属，还有潜在易患者，更有缺乏医学知识的普通大众。

3. 医学传播的互动性、有效性　医学传播学的产生，既是受众者的需求，也是传播者的责任。在预防、治疗、康复、保健的过程中，医患之间进行的医学传播是相互的，医患共同的目标是健康。广大公众对健康信息需求的增加，对卫生健康知识的需求增多，促发医务人员进行医学专业知识传播。之前，医务人员仅出于社会责任感、使命感对公众进行医学传播，现在医学传播也是广大医务工作者的职责。《健康中国行动（2019—2030年）》明确要求将"健康促进与教育工作"纳入医院和医生的绩效考核，纳入医务人员的职称评定。近年，全国多地将科普纳入卫生专业技术人员高级职称评定，发表医学科普文章、出版医学科普专著、在官方媒体上发布医学科普作品、完成医学科普课题和科普项目等，成为职称晋升的工作实绩要求，将医学传播提升至与学术论文相当的地位。现在医务人员做医学传播有绩效评定、有认可度、有激励机制，这促使医务人员主动做医学传播。

（二）医学传播学的研究范围

广义上的医学传播对象包含医学科学共同体与非医学科学共同体两个部分。前者是医学专业人员之间的知识传播交流，通过专业学术交流途径进行医学专业知识的传播，这不属于医学传播学研究的范畴。医学传播学研究非医学科学共同体之间的医学科学传播，传播链上的所有环节都是研究内容。医学传播学是在大健康背景下拓展医文交叉融合课程体系建设，培育复合型医学人才，提升民众的健康素养和健康指标。

1. 传播者能力培养 医学传播者要树立良好的科学态度和培养自身的社会责任感，不断学习掌握科技新知识，提高医学科学宣传能力。作为医学科学技术的传播者，在对医学科学知识进行宣传普及的同时，也要加强自身对医学知识的学习，不断更新知识，使自身能适应新形势、新任务的要求，逐步成为富有创新能力，熟悉科学传播工作特点和规律的复合型医学专业人才。"如何培养复合型医学传播人才"是一个需要大力研究的课题。

2. 传播方式和传播技巧 在科学知识更新加速、传播媒介形式多样的时代，医学传播方式与传播技巧也要与时俱进，从纸媒到网媒、融媒，如何应用新媒体形式做好医学传播值得研究。针对不同健康维度的人群，在不同场合，采取不同的传播方式及传播技巧以取得最大传播效果。医学传播者要具备良好的传播技巧，用受众喜爱的方式传达医学科学信息。

3. 传播内容的科学性、时效性和实用性 医学传播内容首先要确保科学性、真实性，这是医学传播的基础。同时医学传播需要尊重和了解受众的知识结构、知识层级，他们各自需要的医学科学点，使受众愿意参与到医学传播中，这样才有成效。医学传播覆盖全生命周期的健康医学知识，但是针对不同受众人群、特定的场景（某一时段某一疾病流行时），针对受众普遍关心的问题分层传播回应，就会事半功倍。这就是医学传播内容的时效性和实用性。如何把控传播内容的科学性、时效性和实用性是医学传播者需要研究的。

（王 韬）

第二节

医学传播学的历史与现状

医学传播学是公众在追求健康之路上形成的学科,是在"大卫生、大健康"的理念下发展起来的学科。

一、医学传播学出现

1989年,梁浩材主编的《医学传播学》出版,这是"医学传播学"第一次被提出。在此之前,国内外均无"医学传播学"的概念。1996年,美国学者罗杰斯(Everett M. Rogers)将"健康传播"定义为:凡是人类传播的涉及健康的内容就是健康传播。上述《医学传播学》一书中提到的"医学传播学",其实质是健康传播,书中介绍的主要内容也是西方健康传播学,并非现在定义的"医务人员进行健康医学知识传播的医学传播"。因此,在21世纪之前,"医学传播学"仅仅是一个抽象名词,并没有专门的科学定义,也缺乏形成独立学科的学术内核。

二、医学传播学形成

随着社会经济飞速发展和人们日益增长的对美好生活的需要,人们健康意识加强,卫生科普知识的需求始终位居我国公民科普需求的第一位。同时21世纪网络和多媒体技术发展迅速,民众获取信息日益多元化,在"人人传播、万物皆媒"的时代,健康科普空前繁荣,但存在缺少专业性、科学性把关,传播内容专业度参差不齐等问题。

2015年,方秉华、王韬等学者提出"医学传播学科建设的探索与实践"这一课题时,首先提出"医学科普"的概念。医学科普是把人类已经掌握的医学科学知识和技能加以普及和推广,同时也提出为了确保医学科普内容的科学性、专业性,需要专业医务人员进行医学知识和技能的"医学传播"理念。医学传播最初的设想是"以医学知识为传播内容,运用科普传播技巧,医学专业人员从传播源头质控科普知识的科学性"。研究课题还提出用"追踪辐射式"医学传播方法,延伸医学健康服务的时间与空间,提供连续的预防、治疗、康复、健康促进的一体化服务。

　　人们对健康意识的加强,对医学健康科普需求的增长,需要科学专业的传播把关,基于此,医学传播学初具雏形。

三、医学传播学实践

　　在医学科普实践中,学者王韬创新性地提出以理论指导实践的"科普学术化"理念。将医学科普研究纳入系统学科体系中,探究医学传播在医学实践中的规律并将其学科化发展,形成"从科普的选题到执行,再到评价和反馈"的学术闭环。医学科普是通过普及医学知识以保护和促进人类健康、预防和治疗疾病为研究内容的科学。科普学术化着重关注医学科普知识对公众健康干预的效果和公众健康素养的提升。医学传播将公众健康指数或疾病发生及预后的量化指标作为传播效果评价。

　　2016年,王韬等发起成立的"达医晓护"医学传播智库,由全国各地的医学、传播学等交叉学科领域的专家组成。"达医晓护"寓意"通达医学常识、知晓家庭护理"。团队中300多位来自临床一线的专家进行医学科普作品创作、自媒体运维等,为公众提供及时有效的医学科普知识,也进行医学传播学实践。"达医晓护"医学传播智库将医学研究成果转化为公众健康知识,并通过系列医学传播实践改变公众的健康态度和行为,降低疾病的患病率和死亡率,有效提高公众健康素养。"达医晓护"是专业医务人员从事医学科普传播的成功案例,也是国内最早开展科普学术化和医学传播学系统研究的学术团队。

四、医学传播学理论体系形成

　　2019年,王韬、牟怡、徐仲卿著的《医学传播学:从理论模型到实践探索》出版,标志着医学传播学学科的创立。《医学传播学:从理论模型到实践探索》一书系统完整地提出了医学传播学的理论体系,在学术上首次厘清了医学传播、医学科普、健康传播、一般学科传播之间的学科边界。医学传播学是一门以专业医务人员为研究主体的全新学术门类,同时也是涉及医学、传播学、社会学等研究领域的交叉学科,是应对公共卫生服务诸多问题和挑战的重要策略,是保障和增进公众健康的重要手段。

五、医学传播学繁荣发展

2021年,王韬等的项目"医学传播学的学科构建与应用推广"获得中华医学科技奖卫生管理奖,标志着医学传播学形成学科体系已成为学术界的共识。从此,医学传播学的发展进入快车道。

(一)医学传播学理论体系发展

将医护人员的医学传播工作从实践上升到了理论,再由理论指导实践,为医疗卫生公共服务作出了一定的贡献,倡导了可持续发展的医学传播学科路径。学科研究体系逐步完善,知识节点不断丰富,知识体系更具系统性。医学传播学不断繁衍丰富研究内容和理论,如"应急医学传播与文化研究""医学传播与网络游戏的融合创新""健康科普相声创作与研究"等。

(二)医学传播学实践体系发展

1. 各地医学传播学学会及社会团体成立,开展各类学术活动　中国医师协会医学科学普及分会医学传播工作指导委员会、中国研究型医院学会医学传播学专业委员会、上海市中西医结合学会医学科普专业委员会医学传播学组、四川省医学传播学会、陕西省医学传播学会等医学传播学术组织和社会团体,在各地相继成立。

2. **专业学术化的科普形式多样性**　网络新媒体成为医学科普工作的新形式和科普活动的重要阵地。医务人员自编、自导、自演的科普作品形式多样、内容丰富。除了传统的文字表现形式、科普讲座,还研究创新了漫画、朗诵、相声、脱口秀、歌曲、人体彩绘、微电影和小品等表现形式。创新科普方式,提高公众参与度,促进公众健康。

(三)医学传播学教学体系发展

培养医学传播学交叉学科人才是医学传播学重要的内容。现全国多个高校已开设医学传播学课程,以促进学科推广和人才培养。2017年9月,广东医科大学首次开设《医学传播学》选修课,并在2021年获批广东省教育厅社会实践一流本科课程。2018年,上海交通大学医学院附属同仁医院建成了首个医学传播学教学示范点。2019年4月,同济大学首次面向通识教育阶段各专业学生开设《医学传播学》选修课。2019年9月,上海交通大学医学院临床医学专业开设《医学传播学》选修课。2021年12月,上海中医药大学康复医学院开设《医学传播学》选修课,2022年《医学传播学》校本教材立项。

综上所述,目前除了医学院校外,综合性大学也在积极开展《医学传播学》课程,通过医学传播案例分析、传播作品创作、研究性项目任务等提高学生健康素养,提高了学生思维、综合、创造能力。专业医务人员经过学习培训,可在科普学术化的过程中将医学传播学理论应用于实践,从而提升公众的健康意识和素养,引导公众形成正确的健康的生活习惯。医学传播学教学的快速发展,有利于优化培养教师队伍、培养医学传播研究者、储备大量医学传播者。

(四)国家政策和法律层面的保障和支撑

人民健康是民族昌盛和国家富强的重要标志。我国的健康中国战略——《健康中国行动(2019—2030年)》在2019年发布时明确要求将"健康促进与教育工作"纳入各级各类医疗机构绩效考核,纳入医务人员职称评定和绩效考核。医务人员做科普,不再被认为是"不务正业",而是得到了国家和各级卫生行政主管部门的认可和政策层面的鼓励,这极大地激发了医务人员进行医学科普、医学传播的积极性。

2020年,我国卫生与健康领域第一部基础性、综合性的法律《中华人民共和国基本医疗卫生与健康促进法》实施,这是我国第一次将"健康促进"写进法律,将健康理念融入各项政策。该法规要求各级人民政府应当加强健康教育工作及专业人才培养。完善全科医生、专科医生培养培训课程和教材内容,显著提高家庭医生健康促进与教育必备知识与技能。医疗卫生等机构应当开展健康知识的宣传和普及。

2021年修订的《中华人民共和国医师法》也明确了医师在执业活动中具有履行"宣传推广与岗位相适应的健康科普知识,对患者及公众进行健康教育和健康指导"的义务,医师在诊疗过程中主动提供健康指导,获得了与常规医疗救治同样的医学传播职业权利。

党的二十大提出"把保障人民健康放在优先发展的战略位置,完善人民健康促进政策"。医学传播学科获得最有力的政策支持、最适宜的社会环境,医务工作者应发挥学科优势、施展才华,用热情、知识、能量,不断满足人民群众对自身健康的需求。

医学传播学的提出,是科学传播学与医学的融合、创新、发展,是医学与传播学交叉融合的重要成果,也为医学科普与健康促进事业的可持续发展提供了理论依据和实践动力。

（王　韬）

第三节
中医传播学的历史与现状

中医药是中华民族在千年实践进程中不断传承创新发展的伟大科学创造,为中华民族的繁衍生息和世界医药文明的进步作出了巨大的贡献。纵观历史长河,中医传播的历史可谓源远流长。

一、中医传播学的历史
（一）官方传播

据史料记载,北魏孝文帝太和年间(公元477—499年),便出现了由官方组织集中编撰的中医药方"皆行于世"的公开传播现象。有关官方向大众进行中医药传播最早的记载见于永平三年(公元510年)北魏宣武帝所颁布的诏书。宣武帝认为当时的医方浩博、流传处广,不利于百姓就医,因此下令官吏"集诸医工,寻篇推简,务存精要",并将其传播至各郡县和乡邑,向更多百姓普及疗疾之识。

开元十一年(公元723年),唐玄宗颁布了《诸州置医学博士敕》,下令天下诸州各置医学博士一人,通过对于本草和方剂信息的手抄传播,让偏远落后地区的民众也能获取医学知识。为了加强中医药传播的效果,除颁布了更为精简、便于抄写的《开元广济方》外,唐玄宗还以"板"的形式在村坊要路对《开元广济方》的关键信息进行了榜示,进一步扩大了医学传播的影响力。贞元十二年(公元796年),唐德宗发布了《颁广利方敕》,并从起因、目的、途径等方面阐述了其面向大众进行中医药传播的思想。由于处所偏远、家庭贫困的百姓往往存在"难备于医方、有亏于药石"的窘境,唐德宗提出了对长期使用、验证有效且易于获取的药方进行精简,将其颁布至各州府,让老百姓也能够了解,并希望以此起到"不假远召医工,可以立救人命"的医学传播目的,可以看出此时的医学传播思想已经发展到了一定的高度。

随着雕版印刷术的不断普及,面向大众的中医药传播在宋朝迎来了惊人的发展。宋太宗在位时期(公元976—997年),除了利用国子监雕印《太平圣惠方》外,还建立了面向大众进行中医药传播的制度和机构。宋真宗在位期间(公元997—1022年)进一步继承发展前朝健康传播事业,将《太平圣惠方》传播至国外,使北宋的中医药传播有了更为广泛的影响。宋仁宗在位时期(公元1022—1063年)不仅对如何更加直接地向大众进行中医药传播进行了积极的探索,还高度重视医生在医学传播中所发挥的关键性作用,并开创了北宋的官方医学教育。

此后,明清两代出现了更多的医学传播制度与途径,对大众医药知识的普及和卫生事业的发展起到了极为深远的影响。

(二)民间传播

东汉名医华佗在继承古代导引养生术的基础上,结合自己的行医经验,模仿虎、鹿、熊、猿、鸟五种动物的动作,创编了"五禽戏",并在其行医的过程中亲自讲解示范,引领百姓共同习练,在民间起到了很好的传播效果。

自魏晋隋唐时期起,民间开始出现面向大众的医学传播。

东晋时期的著名医药学家葛洪(公元281—341年)曾对当时的医书无法

"穷诸病状",且药方中多需要用珍贵草药,无法满足贫苦百姓的就医需求进行了批判。对此,他明确地提出了自己"为普通百姓服务"的医学传播思想,即让平民百姓也能看懂医学知识,并能实际应用。其所著的《肘后备急方》充分体现了这一点,书中的药方多是在"垣篱之内"便能找到的"易得之药",即便是需要购买的药材"亦皆贱价草石,所在皆有",充分发挥了中医药"简、便、廉、验"的优势。

古代医家还会把晦涩难懂的中医药健康知识编写成朗朗上口、便于传诵的"歌诀",或以笔记、随笔等形式,将其在临床诊疗中的心得感悟以通俗易懂的语言进行阐述,这些"歌诀"和"医话"都是百姓十分乐于接受的医学知识普及方式。

在我国古代的中医药传播史上,除行医者外,文人墨客也是极为重要的医学传播主体。例如,苏轼曾在瘟疫流行期间前往眉山向巢谷再三求得《圣散子方》,并在此方有效控制当地的瘟疫后,将其撰文著序向世人公开,使得这一药方在民间广为流传。类似的例子还有很多,例如,由刘禹锡编著的具有鲜明文学色彩的中医方剂类著作《传信方》,由沈括收集民间医方医案汇编而成的《灵苑方》等,都对我国古代医药学在民间的发展与传播起到了深远影响。

二、中医传播学的现状

在国家中医药传播工作政策支持下,多部门参与的中医药传播格局初步形成,中医药在国内外的传播推广中均取得了一定的成绩,民众的接受度和满意度以及中医药健康知识的普及率有了显著提高。在新媒体技术的助推下,当前中医药传播的媒介与形式也越来越多样化。

(一)网络媒体类传播

近年来,随着科技的不断发展,网络媒体已经成为中医药传播的重要手段,并呈现出信息可视化、受众多元化和风格趣味化的显著优势。其传播形式主要包括:在各大网站、平台开设中医药健康知识科普专栏;邀请中医名家进行中医科普类讲座;围绕中医药健康知识制作电视剧、动漫、纪录片等影视作品;中医从业者发布短视频、图文、有声书等。

据统计,目前中医医院的官方微信公众号已达2000余个,这些账号的成功运营使得专业的疾病问答和健康养生知识有了良好的传播平台和精准的传播受众。此外,不少涵盖了中医知识学习、健康养生资讯获取、在线健康咨询等功能的中医类应用程序也应运而生,并受到了较多的关注。《本草中华》和《中医世界》等纪录片因其诗意的语言、精美的画面和引人入胜的故事,吸引了来自国内外各年龄群体的目光,并很好地发挥了中医药健康知识普及和增强中医药文化自信的效果。

(二)中医药科普读物

中医药科普读物的体裁多样、内容丰富,既可以包括中医养生、慢性病管理、医理讲解等大众较为关心的健康知识,又可与文学、艺术、生物等领域交叉,面向的读者人群也很多。例如,随着熬夜、久坐等不健康生活方式的"流行","亚健康"人群不断增加,实用性和针对性较强的科普读物逐渐占据一席之地。

除面向成年读者外,目前市面上也出现了很多面向少年儿童的优秀中医药科普读物。例如,由中国中医药出版社策划的"中华优秀传统文化中医药知识启蒙"系列绘本读物、中国医药科技出版社推出的"中医药文化传承系列"等。这些生动有趣、通俗易懂的少儿科普读物通过漫画、故事、歌谣等形式,不仅帮助孩子初步树立健康观念,而且对于帮助其领悟中医药文化的魅力也具有重要意义。

(三)中医药体验活动

近年来,中医药体验活动越发受到了大众的喜爱。中医药体验活动的开展形式多样,例如,由国家各机构部门或高校牵头的科普宣传活动;由中医从业者、中医专业在读学生自发组织的各类中医药"进社区、进校园"的讲座、义诊、中医药主题文艺演出和节日主题活动;涵盖功法体验、中医特色疗法体验和中药采摘与制作等内容的中医药夏令营;集科普与休闲娱乐于一体的中医药疗养基地体验等。

(刘晓丹)

第四节

医学传播学与健康传播学的关系

在"健康传播"的概念被正式提出之前,西方传播学界有一个替代性的概念:"治疗性传播",而这一概念与医学有着紧密的亲缘关系。直至20世纪70年代中期,这一局限性的概念才被另一个更为宽泛、涵盖内容更丰富的概念"健康传播"所取代。

一、健康传播的定义

健康传播的定义有很多种。最早的定义是由杰克逊(L.D. Jackson)在1992年提出的,他认为:"健康传播就是以大众传媒为通道来传递与健康相关的信息以预防疾病、促进健康。在这个过程中,大众传播媒介在将医疗成果转化成大众健康知识加以传播、正确构建社会图景以帮助受众建立预防观念等方面都发挥着重要作用。"此后许多学者和机构都对健康传播做出了不同的定义。如路易斯·多纳德·怀特(Everett Rogers)认为:"健康传播是一种社会变革过程,以促进社会和行为变革为目的,通过人际交往、媒体和技术手段等渠道传播健康信息和知识。"卡恩与罗马诺(Kahn & Romano)则认为:"健康传播是基于社会学、传播学和心理学理论,通过计划、实施和评估有针对性的信息、教育和行为干预项目,以促进健康、预防疾病和提高生活质量的一种系统性和目的性传播过程。"1996年,罗杰斯对健康传播又作了更加简洁的解释,他认为:"凡是人类传播的涉及健康的内容,就是健康传播。以传播为主线,借由四个不同的传递层次将健康相关的内容发散出去的行为,就是健康传播。"健康传播的不同定义反映了健康传播领域的多元性和复杂性,同时也体现了不同学者对健康传播的关注点和侧重点。

二、健康传播的主要目的

健康传播的主要目的是传递与健康有关的信息、知识和技能,以改善公众的健康状况,预防和控制疾病,因此健康传播的特点可以从以下几点来说明。

(一)目标导向性

健康传播着眼于解决具体的健康问题和需求,其传播策略和手段都是针对特定的目标受众和传播目的而设计的。

(二)互动性

健康传播强调双向交流和互动,以增加公众的参与感和自我决定权,促进健康行为的采纳和维持。

(三)多样性

健康传播的手段和策略具有多样性,包括广告、宣传、社会营销、个人咨询、社交媒体、互动游戏等。

(四)实践性

健康传播注重将健康知识和技能转化为实际行动,帮助人们采取有益的健康行为,达到预防和控制疾病的目的。

(五)科学性

健康传播的内容和策略必须建立在科学研究的基础上,以确保传播信息的准确性、可靠性和有效性。

从以上特点中我们也可以发现,健康传播在科学性上的天然不足。从传播学角度出发,健康传播是以传播为主轴,借由四个不同的传递层次将健康相关的内容发散出去的行为。这四个层次是:自我个体传播、人际传播、组织传播和大众传播。在自我个体的层次,如个人的生理、心理健康状况;在人际层次,如医患关系、医生与患者家属的关系;在组织层次,如医院与患者的关系、医护人员的在职训练;在大众层次,如媒介议题设置、媒介与受众的关系等。然而,这四个层次中均没有明确传播主体,传播内容则是包含一切涉及健康的内容。正因如此,健康传播没有强调传播信源的专业性,以保证内容的科学性。

医学传播更多涉及医学和卫生领域的信息和知识传播过程。它旨在向公众和医疗健康专业人士传递有关健康、疾病、医疗保健和预防等方面的信息和知识。医学传播同样可以通过多种渠道进行,包括医疗健康机构、传统媒体(如电视、广播、报纸等)、社交媒体、医学网站和移动应用程序等,但与健康传播的不同点在于从科学传播的视野出发,通过搭建专家与公众的沟通桥梁,试图减少两者在医学知识上的信息不对等,营造社会的科学文化。在这一过程中,传播主体非常明确,为专业医务人员;同时强调内容的专业性、科学性。

三、医学传播的主要内容

医学传播的主要内容是医学和卫生领域的信息和知识,这些信息和知识涉及大量的医学术语和专业知识,需要医学专业人士才能准确理解和解释。这种高度的专业性是其与健康传播最显著的区别。医学传播的受众包括普通大众、患者和医疗保健专业人士等,他们的医学知识水平和接受能力不同,容易受到传播者和传播渠道的影响和干扰。此外,由于医学研究和临床实践不断更新,医学传播需要及时更新和调整传播内容和方式,以保证传播信息的准确性和时效性。因此,尽管医学传播与健康传播在传播的话题上具有高度的重合,但是两者具有本质的区别。综合来看,两者的区别可以归纳为以下两点:

（1）传播主体的差异:医学传播明确了传播主体是具有医学背景和知识的专业人员,例如医生、护士、医技人员等,以及各级医疗机构,明确主体是为了保障传播内容的准确性与可靠性,以期提高公众的健康素养和健康意识,引导公众养成良好的健康行为和生活方式,并逐渐降低常见慢性非传染性疾病的患病率。这一目标是与健康传播相类似的,然而由于健康传播没有明确传播主体,任何人和任何机构都可以为了博取流量和关注而进行传播,一些人员甚至可能毫无医学常识,因此,在传播进行时,传递给公众的有可能是不准确和不可靠的健康知识,这些知识不但对公众无益,还可能有害。由此可见,医学传播限定传播主体有助于带给公众更为准确和可靠的医学健康类知识。

（2）传播内容的差异:由于医学传播的主体是专业医务人员,那么其传播的内容也就应该是由专业医务人员原创的,或是经过其鉴别过确实是科学客观的内容。这种专业上的优势,确保了医学传播信源的可靠,是传统健康传播学者无法比拟的。同时,医学又有不同的专业和门类,因此,医学传播者所传播的,应该是其本专业、有充分把握的医学健康知识,并不是笼统的医学知识。简单来说,心血管专业的医生,其传播的应该是心血管领域的专业知识,而不是其并不熟悉的妇产科领域的专业知识;儿科医生应该传播儿科方面的专业知识,由于成人的临床医疗知识与规范与儿童还是有一定的区别的,所以儿科医生也不适合泛泛地传播成人医学知识。因此,医学传播学的传播内容,可以总结为经过专业人员专业认证的专业知识;而健康传播的内容可以是一切涉及健康的内容,没有明确的界定范围。

但毫无疑问,医学传播与健康传播仍然有着密不可分的关系。

首先,医学传播与健康传播的主题类似。健康传播包括广泛的健康主题,如疾病预防、健康促进、医疗保健、生活方式改变等。这些主题与医学知识和医疗保健密切相关,也是医学传播的重要主题。

其次,医学传播与健康传播的目标群体一致。两者传播的目标群体均是公众,其中虽然也包括了一些医疗保健专业人士,但绝大多数是不具有医学健康知识的普通大众,是关注自身和家人健康的普通大众。

最后,医学传播和健康传播的目的和价值是相同的。两者都旨在向公众和医疗保健专业人士传递有关健康、疾病治疗、医疗保健和疾病预防等方面的信息和知识,提高公众的医学知识水平和医疗保健意识,以及患者的治疗依从性,改善医疗保健服务的质量和效果,同时也有助于促进医学科研的发展和进步。

可见,健康传播学是传播学的分支,而新兴的医学传播学是医学的分支。

(周雯娟)

第五节

医学传播学与健康促进的关系

一、健康促进的基本特征

1986年11月21日,WHO在加拿大渥太华召开的第一届国际健康促进大会上首先提出了健康促进(health promotion),是指运用行政的或组织的手段,广泛协调社会各相关部门以及社区、家庭和个人,使其履行各自对健康的责任,共同维护和促进健康的一种社会行为和社会策略。大会发表的《渥太华宪章》指出:"健康促进是促使人们提高、维护和改善他们自身健康的过程。"WHO前总干事布伦特兰在2000年召开的第五届全球健康促进大会上对健康促进作了更为清晰的解释:"健康促进就是要使人们尽一切可能让他们的精神和身体保持在最优状态,宗旨是使人们知道如何保持健康,在健康的生活方式下生活,并有能力做出健康的选择。"美国健康促进杂志对健康促进的最新表述为:"健康促进是帮助人们改变其生活方式以实现最佳健康状况的科学(和艺术)。最佳健康被界定为身体、情绪、社会适应性、精神和智力健康的水平。生活方式的改变会得到提高认知、改变行为和创造支持性环境三方面联合作用的促进。三者当中,支持性环境是保持健康持续改善最大的影响因素。"如今的健康促进的概念中尤其突出了人民赋权(empowerment)的意识,通过权利和能力的提升来提高健康水平。

在《渥太华宪章》中,WHO对健康促进提出了五大策略,即制定健康的公共政策、创造支持性的环境、强化社区行动、发展个人技能、调整卫生服务方向。

(一)《渥太华宪章》提出的健康促进的三大基本策略

1. 倡导　倡导政府部门、全社会和个体对健康的关注,倡导健康支持性政策,倡导健康支持性环境和便利措施,倡导个体做出健康行为改变的意愿。健康促进行动目的是通过对健康的支持,使上述因素有利于健康。

2. 赋权　帮助政府部门、社会单位和个人具备相应的能力,如知识、技能、决策判断和行动,能最大程度影响和控制与某个区域或个体自身健康相关的各类因素,有能力担负起一项健康促进项目的实施主体。健康促进的重点在于实现健康方面的平等。

3. 协调　要协调政府、社会与个人等在健康促进中的相关利益与行动,组成协作互利的健康促进工作体系或联盟。健康的必要条件和前景不可能仅由卫生部门承诺,更为重要的是健康促进需要协调所有相关部门的行动,包括政府、卫生和其他社会部门、非政府与志愿者组织、工矿企业和新闻媒介部门。社会各界人士作为个人、家庭和社区参与。各专业与社会团体以及卫生人员的主要责任在于协调社会不同部门共同参与卫生工作。

（二）健康促进具备以下基本特征

1. 健康促进是一种先进的公共卫生观念　从健康促进发展史来看其理论是来源于健康教育实践。最初认为，通过健康教育使人们掌握卫生知识，形成健康的信念，自愿采取有益于健康的行为，就能取得预期的效果。但多年来的实践证明，健康教育工作者的孤军作战，往往是事与愿违，显得无能为力。之后发现，要实现健康教育的初衷，组织、经济、政策、法规及其他环境干预的支持是必不可少的，由此产生了健康促进的概念。因此，健康促进是公共卫生工作在医学模式转变过程中，为适应新形势、新任务而产生的，具有鲜明的时代特征。

2. 健康促进是一种综合性、应用性的科学理论　健康促进理论涉及医学、社会学、行为学、教育学、传播学、心理学、流行病学、管理学、经济学、公共关系学等多种学科，它是采用多学科、多手段的综合方法，促进群体健康的应用性科学。健康促进的诊断、计划、实施、评价的全过程，均要以科学理论为指导，才能取得预期的效果。

3. 健康促进是一种高效率的卫生干预策略　随着科学技术的发展和人民生活水平的提高，许多危害健康的急性传染病得到了控制，发病率、病死率大大下降。与此相反，许多慢性非传染性疾病，如心脏病、高血压、脑卒中、恶性肿瘤、糖尿病等成了威胁人类健康的主要疾病。这些"现代病"与个人行为和生活方式、环境因素等密切相关。因此，不可能像传染病那样，用一次单一的行动如免疫接种就能保护人类不再得病，而必须采取社会的综合性的干预措施，即健康促进策略，才能取得比较理想的效果。实践证明，健康促进具有高效率、高效益的特征，是当今卫生工作最佳策略之一。

4. 健康促进是一种高举大卫生旗帜的保健活动　健康促进作为当代先进的公共卫生观念、理论和策略，只有应用于实际工作中，才能体现其自身的价值。我国政府一直重视国民健康促进工作的开展。从 2006 年开始，国家人口和计划生育委员会即在全国开展了"家庭保健"项目试点，围绕青少年、育龄人群和中老年人，开展了健康教育、健康咨询和健康检查等健康促进活动；2011 年5 月，由中国人口福利基金会联合国家人口和计划生育委员会、中国计划生育协会开展了以"健康促进"和"优生优育"为主要内容的"创建幸福家庭活动"；2013

年,国家卫生和计划生育委员会公布《健康中国行——全民健康素养促进活动方案(2013—2016年)》;2014年5月,国家卫生和计划生育委员会启动了以"家庭保健""科学育儿"和"养老照护"为主要内容的"新家庭计划"项目。同时,全国各地开展的"健康城市""健康社区"、控烟等活动,为我国的健康促进事业打下了坚实的基础。

2019年12月28日,十三届全国人大常委会第十五次会议表决通过《中华人民共和国基本医疗卫生与健康促进法》,并于2020年6月1日起开始实施。该法律是我国第一部关于基本医疗卫生与健康促进的专门法律,将对我国基本医疗卫生事业与健康促进工作产生积极影响,也将成为推动《"健康中国2030"规划纲要》顺利实施的重要法律依据,并对我国国民的健康水平提升发挥重要作用。

二、医学传播学与健康促进的异同

健康促进旨在帮助人们改进生活方式,共同维护和促进健康。因此,健康促进与医学传播学存在实践层面的联系,并且在维护健康的过程中,两者都强调能动性的发挥。然而,这两个概念还存在本质的区别,在这里我们从以下三个方面具体阐述,可以帮助大家更好地理解医学传播学与健康促进的区别。

(一)行动主体不同

从主体上看,医学传播的行动主体是专业的医务工作者,强调信息源的专业性和可靠性,通过专业医务工作者与公众的互动,促进人们践行健康的生活方式。健康促进的主体更加广泛,不仅包括医务人员,还包括政府、社会组织等。例如,专业医务工作者开展的健康论坛、健康讲座等既属于健康促进,也属于医学传播的范畴。学校开展的健康教育、健康论坛属于健康促进,但不能被认为是医学传播。

(二)实践方法不同

从方法上看,医学传播主要在受众的认知层面发挥作用,间接改变人们的行为,达成维护健康的目的。根据受众的实际情况不同,医学传播能够更加精准地跟踪问题,帮助人们解决健康问题。例如,主管医师、护士等向患者及家属介绍疾病疗程、预后及诊治过程中可能出现的健康风险,回答患者及家属的疑问,是一种医学传播实践。健康促进强调高效的卫生干预,不排除用行政和组织手段直接影响人们的行为方式,受众面更广。例如,为了增强青少年体质,各地教育局深化体教融合改革,将体育学科纳入初、高中学业水平考核项目,以此来达成促进健康的目的。

(三) 学科属性不同

从学科属性上看,医学传播属于医学和传播学的交叉学科,侧重于医学科学层面的传播和扩散,专业性强。健康促进则是一个社会学概念,不仅强调帮助社会各主体具备健康能力,还强调协调社会各方利益,实现健康方面的平等。研究发现,健康的社会分层现象十分普遍,处于较高社会经济地位的群体平均健康状况要优于处于较低社会经济地位的群体。我国宪法规定,公民健康不受侵犯,并且公民在患病时有权从国家和社会获得医疗照护、物质给付和其他服务。在此背景下,健康促进维护的是社会层面的健康实现,例如,在卫生和健康委员会、社区卫生服务中心等的联合下,一些地方区县开展适龄妇女的免费两癌筛查,通过筛查实现早发现、早诊断、早治疗,从而促进健康方面的权利平等。

综上,医学传播学能够为健康促进事业引领方向,健康促进通过倡导、赋权、协调,为医学传播事业创造支持性环境。医学传播学与传统意义上的医学科学或传播学不同,健康促进丰富了医学传播的社会学视角,与医学传播学的天然使命不谋而合,只有两者相结合,才能增强卫生事业的科学性,切实促进卫生事业的发展。

(周雯娟)

•••••••••••••••••••••••••••••• 参考文献 ••••••••••••••••••••••••••••••

王韬,牟怡,徐仲卿. 医学传播学:从理论模型到实践探索[M].上海:上海科技教育出版社,2019.

•••••••••••••••••••••••••••••• 思 考 题 ••••••••••••••••••••••••••••••

1. 您是否乐于从事医学传播工作? 为什么?

2. 您想做哪方面的医学传播? 请举例说明。

第一篇

医学传播学基础理论

第一章　医学传播学理论基础

教学目标

1.熟悉医学传播过程的构成要素。

2.了解医学传播学的理论特点。

第一节

传播学理论的基本框架

一、传播学理论的价值内涵

（一）理论之于传播实践的意义

"没有什么是比理论更为实践的（there is nothing so practical as a good theory）。"这句话出自著名心理学家库尔特·卢因（Kurt Lewin），同时他也是传播学奠基人。虽然学者把理论视为实践的核心，但理论很多时候被狭隘地视为一种纯粹的学术活动，事实上，稳健的理论是值得信赖的指南。虽然健康传播在学科分类和内涵上有别于本书中的医学传播，但相对而言，健康传播的概念更早被提出，其中的理论基础和实践经验也更加丰富，因此我们首先用健康传播中的理论与实践的关系作参考，以供年轻的医学传播借鉴。

基于理论的健康传播计划已被证明在促进健康和预防疾病方面是很有价值的。美国卫生与人类服务部（U.S. Department of Health and Human Services，DHHS）早在2002年就提出良好的健康传播发展应该借鉴理论和模型，根据目标受众类型和健康促进方向的不同，采用不同理论开展传播策略。由于健康问题在文化、人口、疾病等方面显示出的差异性与复杂性，所以一般没有单一的理论可以指导所有的健康传播运动，健康传播者也会使用多种方法设计健康促进项目。

没有可靠、稳定、完整的理论来供实践者参考,仅仅依靠直觉和猜测来制订健康促进的战略决策是非常不负责任且危险的。理论不是基于模糊的印象,也并非在生活的偶然中得出,它由准备充分的理论创立者经过长久验证,最后以最精练的言语总结出研究的核心结论。医学传播学是一门相比健康传播学要求更为严格的学科,它近乎苛刻地限定了传播者身份与传播内容,保证医学健康信息尽可能准确,这是对受众人群极富责任感的定义。医学传播领域涉及国民安全与生命健康,对于社会发展有重要意义,作为促进公众健康行为形成的医学实践者,更应当有理可据地开展工作。

（二）传播学理论的现实缺位

健康传播学在发展过程中被指出,目前学界已有的研究成果并未实践性地整合进医疗健康体系中。美国乔治梅森大学传播学教授 Gary Kreps（2011）认为,虽然健康传播理论架构经历了活跃多产的发展阶段后仍保持着积极扩展壮大,但却忽略了将研究转换至相关健康措施、实践与社会政策。究其原因,与研究者和普通公众的距离甚遥不无关系,政策制定与推行又往往因为谨慎评估而滞后,但医学传播作为以专业医务人员为主体的传播,其受众是以患者为代表的所有大众,能够将健康宣教与医学治疗建议合并后进行高效传播。因此,目前当务之急是将专业医务工作者所欠缺的相关传播学领域理论融入专业医学科学知识中,使得医学传播学能够真正发挥学科价值。

从传播范围和规模上而言,医学传播的实践首先作用在医患沟通中,这也是医学传播的重要阵地之一。尽管作为临床活动中最基础、最常见的传播活动,现阶段医患沟通的效果在我国临床环境中的评价却并不好,虽然与医疗体系不完善与医疗资源不均衡等宏观卫生管理话题脱离不了关系,但医患关系紧张和医患沟通低效的现象真实存在。哈贝马斯交往行为理论指出人们应构建交往理性状态。该理论用于医患沟通实践,倡导医生采用有效易懂的语言,以平等商谈的模式增进医患的交流;相互作用分析理论旨在建议医生与患者两个个体在进行信息沟通的过程中,应该根据对方的交往心态类型采取不同的医学信息传播策略;冰山理论运用于医患沟通则强调了通过采用语言和非语言的技巧挖掘患者的隐性需求,构建对患者更全面、系统的认知等。仅以医患沟通这种医学传播在人际传播层面举例,我们也看到了学者在近年来提出的许多相关理论设想,但现实中的医务工作者在工作过程中依旧存在忽视医患良性交流的现象,更遑论将传播学理论运用于沟通。但传播理论的实践缺失不仅体现在医患间的沟通,而且在与医疗卫生领域相关的健康促进运动与研究中都有不同程度的理论缺位。

我国关于公共健康领域内的传播理论研究起步较晚,直到20世纪80年代才第一次正式开展全国健康教育理论学习研讨会。尽管这可以被视为我国大陆健康传播研究的起点,但是在相当一段时间内,传播学者却缺席了这个领域。有学者研究指出,1991—2002年,健康传播研究大多集中于医学、卫生期刊,研究者多为公共卫生人员。尽管健康传播研究在21世纪第一个10年并未取得较大发展,但在近10年内议题不断扩展,自2013年起领域内开始出现学科交叉碰撞,来自传播学、公共卫生学、社会学等背景的学者对公共卫生事件和健康教育与健康促进话题开启了大量研究与分析。

一项分析中国健康传播研究30年间的学科轨迹的研究指出,医学和公共卫生背景的研究者在健康传播的研究框架中相比于传播学者更关注公众行为改变,但缺少对传播理论的采纳与融入,在理论使用上相当薄弱,仅停留在简单的效果呈现和对比描述。传播学者更广泛引入理论,所提及的理论往往是20世纪70年代提出的传统健康传播理论,且研究往往停留在对理论的介绍而非深度剖析并将理论融入研究层面。总体而言,健康传播领域的理论运用是不足的,这不仅体现在对理论投入分析研究的不足,也体现在对理论创新演绎的不足。

但医学传播学的传播主体为专业医务工作者,作为直面疾病与患者的角色,同时又肩负社会大众健康期待的责任,往往拥有广泛的传播实践基础。这一特殊社会身份对于依托专业理论开展医学科学传播具有得天独厚的优势,能够真正将理论运用到实践层面,并在实践中不断打磨修正,最终得出适应医学传播学科发展与落地实践的发展性、进阶性、独特性理论创新。医学传播学作为年轻并不断成长的学科,应当以传播学经典理论作为基石,将医学学科核心与特点作为创新引领,使医学传播学者与实践者的身份统一起来。

二、医学传播过程的构成要素

一次完整的传播活动,通常包含各种传播要素,它们之间的相互作用构成了完整的传播活动。传播过程一般被认为由6个基本要素构成,包括:信息源、传播者、受传者、信息、媒介和反馈。对医学传播过程的基本要素进行解构描述有助于理解后文中医学传播理论的概述与创新,而更深远的意义在于帮助医学传播者与实践者在紧密结合医学科学的规律与发展基础上,建立具有中国社会特色的医学传播理论体系。

(一)信息源

信息源是个体信息接受渠道,在医学传播中信息源是医务工作者获取医学科学知识的来源。医学知识除了具有一般科学知识的专业性、复杂性、系统性,还因与生命健康紧密相关,故需要严格的把关,医学指南、词典、教材与权威学术会议是理想的医学传播信息源。

但值得指出的是,尽管学术期刊是医务工作者在工作学习过程中最频繁接触的内容,里面所刊登的最新学术研究和突破性发现往往是阶段性创新产物,或是部分仍无定论的医学研究。近期的学术期刊内容并不适用于医学传播,前沿论文因为仍具有不确定性,可能其中的发现和结论以后会被证明是存在纰漏或错误的,这类内容适用于在专业研究领域发现科学突破,而不适用于为普通人群奠定医学健康素养。

(二)传播者

对传播主体的严格限定是将医学传播与健康传播在学科概念上明确加以区分的标准之一。在医学传播学的概念定义中,传播者被严格限定为专业医务工作者,这些专业医务工作者是具有执业资格的医生、护士、医技人员,一般有着在正规医疗机构参与临床工作的经历,除此以外高年资医学生也可以凭借丰富的医学素养成为医学传播的主体。

在互联网平台上,自媒体运行的低门槛导致传播主体资质参差不齐,网络上健康谣言随处可见。医学传播学科对传播主体作出要求:一来能够很大程度保证传播内容的可靠与真实;二来是赋予了医务工作者在临床工作之外更广泛的医学科普责任。

（三）受传者

公众参与是医学传播的重要属性之一，医学科学知识的受众相当广泛，广义上是所有具有健康需求的公众，狭义上包含非医学科学专业工作者，即不具备专业医学知识的公众。

但更为常见的医学传播受众首先是患者，尤其是有就医需求的患者，他们往往直接面对医务工作者进行疾病状况的咨询和求助；其次是患者家属、脆弱人群、普通大众，但医学作为一个学科门类，包含多个次级学科，学科体系庞杂。受传者一般不具备专业医学素养，在医学知识方面比较欠缺，这也导致了沟通中代沟的出现，这样的受传者特性是对医学传播的一种挑战。

（四）信息

传播学概念中，信息是指传达某一个具体内容的信息符号，由传播者发出，由受传者接收并做出反应。信息的内容与前3个要素紧密相关，前面已经提到，医学传播的信息源一般限定为经典的医学工具书或成熟的权威意见，传播者则为专业医务工作者，而受众一般为缺乏医学知识素养的普通大众。因此，医学传播的信息可以认为是经由专业医务工作者挑选出有定论的医学科学知识，以受众能够理解的形式进行传播的内容。

（五）媒介

在人类的传播历史中，传播媒介始终是重要的环节，传播力的进阶与媒介技术的发展紧密相关。互联网技术作为20世纪最瞩目的发明，引发了传播革命，将人类的传播活动提升到了全球级水平，开辟了大众传播全新的天地，使人人参与传播成为可能。同时，让医学传播从传统的医患沟通、社区内健康宣教讲座、报纸和杂志的文章撰写等形式中得以突破，通过新媒体平台的使用，催生更多形式的传播方式，包括线上问诊与随访、自媒体运营等。

（六）反馈

反馈是一种介于信息源与受传者之间的结构，受传者在接受信息后会反过来对信息源产生影响，信息源据此能够做出相应调整。受众的反馈直接展现了对传播者的态度与评价，科学性和有效性是医学传播内容的重要特征，在此方面的反馈对传播者改进传播过程十分重要。

（王　茜）

第二节

医学传播学的理论创新

一、医学传播学的理论概述

（一）医学传播学的理论目标

医学传播学是以医务工作者为传播主体,以科普学术化为主要理论,集知识体系、学术组织、教学科目为一体的医学与传播学融合创新的新兴学科。其目标在于以理论方法帮助医生与患者、与其他医疗人员、与社会大众之间交流,以获得和提供最佳的医疗护理。这一目标又可进一步划分为2个层次。

一是医学传播学的主要目标,即疾病的医疗管理。通过对医学传播现象的分析和理论的研究,将疾病与医疗相关的具体信息告知患者与公众,包括提供诊断信息、记录患者病史、发布医疗健康消息、提出关于治疗和患者护理的决策信息,为公众提供医疗咨询等,同时这一过程也能够实现对患者与公众健康素养的培养。例如,在沟通中获知患者对于不同治疗方案的偏好,并将医学信息以更加平易近人的语言表述方式传达给患者,以帮助其理解。

二是从主要目标派生而来的次要目标,即关注患者和公众对疾病的心理反应和社会反应。次要目标主要与患者和公众的情感状态和心理需求有关。例如,当医生告知患者病情时,应该选择何种沟通方式能够减轻患者的心理压力,帮助其以更加积极的心态去接受治疗。

因此,医学传播是一个复杂的过程,传播过程中通常有多个不同层次的目标在发挥作用,因此,医务工作者等传播者必须同时注意和管理多方因素。此外,随着沟通的发展,不同目标的重要性也会有一定程度的变化,在医学传播中医生也需要处理好目标的变化发展,及时进行调整和应对。对于医学传播学来说,想要更好地指导和评估实践中的医学传播行为,就需要将传统的传播学理论融合医学传播的特点,搭建起医学传播学的理论框架。

(二)医学传播学的理论特点

医学传播学作为医学与传播学的交叉领域,其理论特点既有医学和传播学的共同特征,又有其融合发展后呈现出的独特之处。其特点主要可以概括为以下五个方面。

1. **重要性**   在日常的医疗实践中,信息的传播和沟通是非常常见的。因此,医学传播学理论往往有很重要的指导与衡量作用。医生不仅可以根据理论判断传播的信息、形式、内容等,还可以根据理论评估传播内容的优先级以及传播效果。

2. **复杂性**   由于医学传播背景的特殊性,相对于普通的传播行为,其理论更具复杂性。医学传播学理论,一方面需要关注内在心理层面的影响因素,对传播活动中的个体和关系的可感性和可控性给予重视;另一方面需要关注外在环境层面的影响因素,复杂的外部环境也使得医学传播的开展更加困难。

3. **特异性**   医学传播学理论不可过于死板,由于患者特点、话题和线索特征以及社会环境的差异,医学传播也展现出个性化的特征。针对不同情境、主题和传播对象,其理论有不同的表现形式。例如,在新冠肺炎疫情等公共卫生事件中,医学传播学理论需要关注其突发性、严重性、广泛覆盖性。

4. **发展性**   医学传播学的理论也在随着医学技术和时代的发展不断变化,扩充出更多分支和内容。过往的医学传播学主要是针对于线下就医过程中产生的传播活动而展开的。现如今,随着在线问诊等新型医疗模式的出现,医学传播学理论也随之发展,体现出更多基于媒介平台、技术等新的特征。

5. **协调性**   医学传播学的主体和目标往往较为复杂,其主要目标与次要目标、传播者与受传者、行为与认知有不同的联系,这之间也可能会产生冲突。例如,在医生提供给患者信息时,医疗组织的目标和患者的参与度、配合度很容易对具体的沟通行为产生干扰。因此,在医学传播学理论中,也需要注意各方主体和目标之间的协调。

二、以个人为中心的医学传播学理论创新

医学传播学理论中,以个人为中心的理论是很重要的组成部分。以个人为中心的医学传播学理论试图解释个人在面对医学传播相关场景时,如何计划和建立有效的沟通目标,如何筛选和组织沟通所用到的信息,以及个人如何处理、评估和应对沟通中获取的信息和沟通的不确定性。这些问题在医疗保健领域非常常见,使用医学传播学理论通常能够关注个人的认知活动,塑造个人与他人的互动,有助于回应以上问题。

(一)以个人为中心的传播学目标层面

医学传播通常是一个目标驱动的过程。例如,一名癌症患者在和主治医生沟通的过程中,期望了解自己的病情发展情况以及治疗方案,以便更好地配合医生治疗。医学传播学理论将这一过程概念化,解释传播的信息背后具体通过何种机制影响他人。其中,目标是医学沟通的基础。基于目标才能设计后续实现目标的不同路线,并根据计划采取行动。这也与传播学理论中的目标计划行为理论(goals-plans-action theory,GPA)所持的观点一致。

传播目标被认定为"个人希望通过沟通达到的状态或实现的愿望"。在医学传播领域,这一理论视角有了更细致的创新。目标主要包括获得医疗援助、提供或获得医学专业建议、分享医疗信息资源、改变医患关系、获得患者许可、改变医患一方或双方对于医疗问题的看法等。以上都是医学传播的目的,它们是一个人想要改变他人行为的影响因素。

同时,这些目标也并非单独存在,通常结合起来共同影响传播行为。例如,当医生面对一名对癌症筛查有一定抵御情绪的患者时,改变患者对癌症筛查的态度是医生的主要目标,但医生也需要考虑在沟通中不损害与患者的关系,也不产生冒犯患者的举动。因此,以目标导向医学传播行为有助于指导后续的计划和行动。

(二)以个人为中心的传播学计划层面

根据目标计划行为理论,计划是医学传播经历的第二步,它代表了传播双方制订选择语言和非语言的行为路径,以指导具体实践。在考虑了主要目标和

次要目标之后,传播主体需要检索能够实现目标的"样板"计划。"样板"计划的抽象程度、复杂性和完整性各不相同,其主要来源于传播主体过往的经验和学习。根据传播的情境,对所有能实现传播目标的"样板"计划进行筛选,从中挑出最合适的计划。例如,医生在确定治疗方案的过程中,需要就治疗方案的风险与患者及家属进行沟通,以获得他们的理解和信任。为实现这一目标,医生有不同的沟通方式可供选择。此时医生需要基于患者及家属的医学素养、受教育水平、性格等多方面因素的共同考量,选择合适的沟通策略。

若最初的计划在行动阶段失败,传播主体也可尝试建立新的计划来实现主要目标,或者在沟通策略和方式层面调整现有的计划。目前,这一理论思想也被广泛应用于对医生沟通技能培训中,以促进医生和患者沟通的效率和效果。

(三) 以个人为中心的传播学行为层面

在目标和计划制订好后,行为是传播的第三个步骤。根据行动集合理论(action assembly theory,AAT),个体的记忆由许多独立的记录组成,每条记录都保存着特定的行动、该行动产生的结果和该行动发生的环境之间的联系。虽然每个人在大脑中保存了大量的记录,但对记录的激活存在阈值,只有最相关的记录会在个人的行为输出中表现出来。行动集合理论也指出,激活记录主要根据两个因素:一是记录的强度,即此行为模式在过去被使用的频率;二是记录与当前情况或目标的相关性,即此行为模式是否适用于当下情境。越是经常使用且合适场景的行为模式,越容易被个体采纳进行实践。

不过在采取行动时,医生也需要根据特定场景和情境进行灵活调整,不能直接复制过往经验而不结合现实情况。例如,在医患互动过程中,每个患者都有其自身的独特性,与他们的沟通策略应适当做出调整。

(四) 以个人为中心的传播学评估层面

在完成沟通后,医生也需要对整个沟通过程进行复盘和评估,以判断沟通前设定的目标是否顺利实现。不确定性理论(uncertainty theory,UT)解释了个人对医学传播效果的评估和管理。

不确定性理论又分为不确定性减少理论(uncertainty reduction theory,URT)和不确定性管理理论(uncertainty management theory,UMT)。其中,不确定性减

少理论经常被用于对传播效果的评论。该理论最初用来解释陌生人之间的交流互动。其核心假设是，一个人交流的主要目标是增加自己和他人行为的可预测性和减少不确定性，个体会在交流中努力达成这一目标，并在互动后追溯寻求解释行为来判断沟通的效果。比如一些患者希望在和医生沟通的过程中得知症状归因、疾病状态、治疗选择，以预测疾病对自身、朋友和家人短期和长期的影响，但这一理论在医学传播中，有另一种表现形式，即在某些情况下，人们有保持甚至增加不确定性的愿望。例如，部分绝症患者一旦清楚自身病情后，可能会产生巨大的心理负担，并不利于其接受治疗。因此，面对这种情况，也需要改变传播评估标准。

三、以人际为中心的医学传播学理论创新

医学传播在传播个体的基础之上，也涉及以人际为中心的部分。以人际为中心的医学传播学理论主要关注人际之间的互动本身，以及参与者使用语言和非语言行为来管理传播过程的方式。这部分理论侧重于讨论"信息的内容、形式和功能，以及人与人之间的行为交互模式"。其都有一个重要的基础假设，即医学传播中的人际交往是带有交易性质的。根据过往经验，这些理论在医疗保健传播中具有非常大的应用潜力。

（一）以人际为中心的传播学语言层面

沟通不仅代表交流中所使用的语言本身，更代表一种产生、解释和评价人际交流的语言规则。沟通的策略为医生和患者在医学传播中提供了一套实践方法，并为理解他人的沟通实践提供了认知框架。传播的意义便取决于用来解释传播行为的语言规则，医生和患者也使用这一语言规则来建立、评估和解释医疗中的沟通行为。

语音编码理论（speech codes theory，SCT）认为，人们在日常生活中会遇到很多不同的语言规则，这些语言规则与交流对象、交流场景和社会文化等因素都有密不可分的联系。除了民族、种族、社会环境对传播语言规则的建构，与医学传播更为相关的医生和患者身份差异也带来语言规则的不同。医生经过长期医学知识学习、培训和训练，掌握着专业、精准的医学术语。患者医学知识储

备和医学健康素养远不如医生,专业术语对患者来说也难以理解,这也导致医患沟通不畅。因此,在医学传播中,评估患者获取、处理和理解健康信息的能力至关重要,医生需要及时转换语言规则,用更加平易近人的语言表述方式提升患者的沟通体验。日常交流中,也有很多医学术语被简化为更为简单的名词,这也是便于大众记忆和理解的。例如,冠状动脉粥样硬化性心脏病的简称是冠心病,获得性免疫缺陷综合征就是大众熟知的艾滋病。医患间建立共同的语言规则,有助于医学沟通。

(二)以人际为中心的传播学非语言层面

除了语言传播,人际互动参与者也会产生一系列非语言传播的内容和行为,以显示他们对情境和情境中的参与者(包括自己)的评价。医生和患者在第一次接触时,医生的非语言传播,就为传播双方的关系、沟通难易程度以及未来的治疗轨迹奠定了基础。非语言传播指的是除语言以外所有形式的沟通,例如声调、姿势、面部表情、肢体动作等。注意这些非语言所透露出来的信息可提高患者在治疗过程中的参与度和依从性,从而收获更好的治疗效果。

面子与礼貌理论(facework and politeness theory,FPT)更是强调了面部在沟通中的强大作用。面部被认为是个人对他人态度的外在表现。在医疗保健互动中,医生对患者的关心通过医生的面部表情展现。美国社会学家欧文·戈夫曼(Erving Goffman)表示,在互动过程中,如果一个人的面部表情比较积极,那么交流的对方会以更加积极的态度面对他所说的内容。相反,否定的表情容易让对方产生负面的情绪,不利于信息的传达。因此,医生在和患者交流时需要控制自己的表情,以更加温和、积极的形式传递乐观的情绪,让患者获得安慰感。

四、以关系为中心的医学传播学理论创新

除了个人和人际的传播,医学传播中的关系也是重要的要素。传播活动往往是基于关系建立的,讨论的话题边界、患者的隐私披露、医患双方的互惠,可以通过以关系为中心的医学传播学理论衡量和考察。这部分理论的重点是理解沟通适应关系的过程,从关系的建立、发展到潜在终止。

（一）医学传播中的关系建立层面

医生和患者在传播中首先需要打破隔阂、建立关系。隐私管理理论（privacy management theory，PMT）可以用于解释医患关系的建立，该理论认为，个人和集体边界都是围绕被视为隐私的信息构建的，边界规定了隐私信息是否可以披露，谁有权获知隐私信息的，以及如何保护这些信息不受应用边界之外的人的影响。医患沟通中，有一些隐私信息的获知有利于医生诊断病情、对症下药。因此，医生需要自觉保护患者的隐私。对患者足够尊重，获取患者的信任，才有可能让患者改变自己的隐私边界，透露更多私人信息以辅助治疗。

医患关系一旦建立，除医生要自觉保护患者的隐私外，医生也需要尊重患者的知情权、自主权和对自己身体的支配权。例如，医生检查患者身体情况时若要接触患者，一定要先征得其同意。尤其是检查隐私部位一定要先告知患者。这种相互的尊重，也有利于医患之间建立良好的关系，便于后续的沟通。

这种医患关系的建立也是基于互惠的原则。互惠是人类行为的强烈动机，每个人都有一种义务感，认为自己有义务无条件地偿还别人提供给他们的东西。这一原则在人类社会中根深蒂固，以至于那些不断回避回报的人会被别人用一种负面的态度看待。因此，医生也需要认识到这一原则并在沟通中利用好这一原则产生的积极作用。例如称赞患者对治疗的配合度高，或给患者提供一些关于病情和治疗方式的新信息，这种行为可能会被患者认为是一种善意。

（二）医学传播中的关系发展层面

在最初的医患关系建立后，随着治疗进程的发展，医生和患者也需要不断磨合，加深彼此之间的了解，强化双方关系。在这样的情景下，社会渗透理论（social penetration theory，SPT）被用于对医学传播学做出解释。社会渗透理论指出自我表露分不同的层次，最外面的一层被称为表层，是公开可见的个人信息，例如患者的身高、体重、年龄范围、外在精神状态等。在最外面的一层之下是外围层，外围层的信息仍然是比较普遍被透露的，在大多数医患沟通中，患者都会告知医生，例如其具体的年龄、内在身体状况感知、既往病史等。第三是中间层，这层主要包含不经常共享但也并非完全私密的信息，例如，比较私密的既往病史等。最后的中心层包含更多的私人信息，通常是患者的难言之隐，其在选择披露时会格外谨慎。

医学传播中的社交渗透是由广度和深度来衡量的。广度即医生与患者讨论的话题数量,深度即医生和患者讨论的信息有多个人化。在医生和患者之间的交流中,表层和外围层的信息通常在关系建立之初便迅速被讨论。但医生想进一步了解患者中间层或中心层的信息时,则需要加深他们之间的关系。比如,医务人员想要询问患者有关性行为、吸毒、酗酒、抑郁症史等方面的信息时,很难直接获得有效信息。医生需要通过和患者聊一些其他话题作为铺垫,让患者放下戒备心和压力,逐渐信任医生。随着交往时间的推移,其关系也会逐渐紧密,这样在沟通中医生便可得到更多有效信息,以帮助治疗。

（王　茜）

参考文献

[1] 董璐. 传播学核心理论与概念[M](第2版). 北京:北京大学出版社, 2016.

[2] Engaging theories in interpersonal communication: Multiple perspectives[M]. London: Routledge, 2021.

[3] Goffman E, Best J. Interaction ritual: Essays in face-to-face behavior[M]. London: Routledge, 2017.

[4] Petronio S. Boundaries of privacy: Dialectics of disclosure[M]. Albany: Suny Press, 2002.

[5] Altman I, Taylor D A. Social penetration: The development of interpersonal relationships[M]. Austin: Holt, Rinehart & Winston, 1973.

思考题

1. 在某新媒体平台上发布医学科普文章,请说出此传播过程的6个基本要素。

2. 在医生接诊患者时,需要询问未婚非成年女患者的性生活史,患者由其母亲陪同就诊,应该遵循医学传播的哪些原则?

第二章　医学传播的基本模型

教学目标

1. 熟悉医学传播模型的影响因素和不同视角下的医学传播模型。

2. 了解科学传播模型的种类。

3. 了解医学传播与医学研究的关系。

第一节

科学传播模型

医学是科学的一个分支,医学传播要在科学传播的规律下开展。因此,掌握科学传播模型,对做好医学传播有着重要意义。人类现代科学技术发展数百年,科学传播也基本成熟。英国科学社会学家贝尔纳早在20世纪30年代就在《科学的社会功能》一书中提出科学传播的理念,他认为科学传播研究的问题"不仅包括科学家之间交流的问题,而且包括与公众交流的问题"。1985年,英国皇家学会出版《公众理解科学》,强调科学传播的重要性以及如何进行科学传播。传统科普观认为科学普及是单向的,是科学共同体单向地将科学知识向公众进行传播,即由掌握科学知识的人群向没有掌握科学知识的人群进行传播。目前,科学传播已经形成较为成熟的几种模型,同时随着传播技术的发展,科学传播也出现了新的理念和模型。

一、缺失模型

"缺失模型"(deficit model)最早由英国科学家约翰·杜兰特提出。"缺失模型"认为,生活在复杂的科学技术文明中的人们应该具有一定的科学知识水平。政府需要高素质的公民参与政治,实业家们需要具备技术素养的劳动力加入生产大军,科学家们需要更多具有科学素质的公众支持他们的工作。可见,在"缺失模型"中,科学技术在人们的生活中有着重要作用,是不可代替的,对生活和生产来说,只有科学技术才是有效的,因此公众需要掌握科学知识和科学技术。

"缺失模式"关注公众对科学的了解程度及对科学的态度。在"缺失模型"下,科学传播的目的是解决公众科学知识缺乏的问题。如果公众对科学了解得更多一些,他们就会支持科学,而政府也会给科学研究拨出更多的资金。因此,"缺失模型"提倡科学传播,主要原因在于:第一,科学是人类文化中最显赫的成就,公众应当了解;第二,科学和每个人生活息息相关,公众需要了解;第三,科学影响公共政策的决议,公众参与讨论需要科学素质;第四,科学发展需要公众支持,这种支持需要公众具备科学知识基础。

在医学传播中,"缺失模型"可以在一些问题上得到应用,用以解决医学传播面临的现实问题。例如,医患关系是一个医生和患者互动、协商的过程,诊疗过程中医生要考虑患者的想法,而不是自己直接做出所有决定,让患者服从并执行。相比医生,患者掌握的医学知识更少,患者只有获得足够信息才能减少不确定性,更好解决医患关系。在这个过程中,现代医学实践所强调的内容与患者认知之间的冲突,对医生与患者沟通造成了极大困难,双方在沟通过程中容易产生误解。因此,解决医患沟通问题应该提高公众对现代医学知识的理解,准确定位并有效填补医患沟通中责任履行的缺失点,采取全方位、多元化的举措增强医患之间的信任度。

与此同时,"缺失模型"存在的问题也遭到了批评。批评者认为,"缺失模型"没有处理好科学与社会关系的基本问题。首先,"缺失模型"把这一基本问题看作公众的无知或公众对科学事实、科学理论、科学过程的不理解,忽视了公众的主观能动性。其次,"缺失模型"指责公众没有在科学与社会关系中把握好自己的位置。再者,"缺失模型"忽视了专家与公众对科学的不同理解,可能受到了具体语境的影响。最后,"缺失模型"忽视了公众非科学的经验知识可能会给决策带来的影响。

在现代民主社会中,民主的健康运行需要有素养的公众,而科学素养是现代公众素养的重要组成部分。"缺失模型"适合公众理解科学在教育方面的作用,对知识普及具有一定的作用。随着科学技术和民主社会的快速发展,"缺失模型"逐渐偏离了时代,不太适合当下社会的现实需要。当然,其基本理念对当下开展包括医学传播在内的科学传播,仍然具有基础性的指导价值。

二、语境模型

语境模型(the contextual model)认为,公众不是等待知识注入的空瓶子,信息的吸收与处理会受到社会环境和个人心理的影响。在科学传播中,个人的经验、文化及所处环境等,都可能影响公众对科学的看法,进而影响公众参与公共政策讨论时的态度。在进行科学传播时,必须意识到受众是多元的、复杂的,要充分考虑传播时的语境,了解受众为什么需要、什么情况下需要科学信息,才能更好地采取传播策略,获得传播效果。简言之,语境模型就是一种在不同的时间、用不同的方法向不同的受众根据不同的语境传播科学信息的模型。

语境模型受到科学传播的重视,源于其自身多方面的优势。

首先,语境模型考虑到个人与环境的诸多因素。在科学传播过程中,传播者与受众之间不是单向的,内容的叙事风格,受众接收信息时的空间、心理环境,个体所处的生命阶段及其文化水平、人格特征、人际关系等,都会影响信息的接收情况。正因如此,科学传播必须考虑这些传播语境,而语境模型有效地回应了这些现实问题,可以提高科学传播效果。

其次,社会体系与媒体呈现会加深或减弱公众对某些议题的关注程度。公众既是科学传播的对象,同时也生活于社会之中,必然受到社会体系的影响,尤其是媒体报道和议题设置,对公众的认知有非常重要的影响。对于科学问题,媒体集中报道可以提高关注度,而如果不报道或少报道,即便是重要科学议题也可能得不到关注。因此,科学传播必须考虑到社会语境。

再者,语境模型的运用,要求对不同群体的科学素养程度进行系统分析,有针对性地开展科学传播。对科学传播来说,传播内容和传播形式只是一部分,最重要的目的是获得有效的传播效果,增强公众对科学知识的理解。由于公众接收科学知识时受到个体特征和社会环境的影响,要求科学传播者在开展传播活动前,要对公众的科学素养进行系统分析,根据受众群体的特征开展针对性的传播,提高科学传播效果。

在医学传播中,语境模式可以在很多场合得以运用。例如,在控烟问题上,吸烟者和不吸烟者对控烟态度是不一样的。主张控烟的人,认为会导致疾病,并列举各种因吸烟导致疾病乃至死亡的案例和数据;而不主张控烟的人则认为,这些数据都是模糊不清的,很多生活习惯都可能导致疾病,不可能都禁止,因此只要不影响他人就不应被禁止。在控烟议题的传播中,就需要考虑到不同受众群体的心理特征,采取有说服力的数据,而不是一味地煽动情绪。同时,城市和乡村的公众对控烟的态度也不一样,城市人生活水平较高,注重养生,更加重视吸烟可能带来的危害;而在乡村,多数人对吸烟行为并不反感。此外,一些人根据自身的经验发现,周边吸烟带来的疾病和死亡案例,并不像控烟者所宣传的那么恐怖,因此对吸烟的危害也是半信半疑。为此,控烟传播就必须针对不同的人群采取不同的传播模式,而不是一味地采取恐吓模式。

三、外行知识模型

外行知识模型(the lay expertise model),又称为"地方知识模型"(the local knowledge model)或"内省模型"(the reflexivity model)。外行知识模型承认外行知识或地方知识在解决科学问题时的重要性,强调要将科学知识传播建立在社区既有的外行知识结构之上,承认公众拥有的地方知识的价值,而不是一味地认为公众应不加怀疑地接受科学知识,使公众丧失对科学的信任。

英国学者布赖恩·温较早提出"内省模型"。他认为,科学共同体会在一系列不利于政府的问题上对公众隐瞒一些事实,而且科学共同体也不承认科学理论的局限性,这必然会影响到科学传播和公众对科学知识的理解。因此,在科学传播中,必须要将内省引入科学,让公众和科学共同体加强互动交流,从而理解科学。这个模型的主要观点是,科学知识是绝对正确的、合理的知识,公众应该对科学知识有足够的理解,因为公众理解科学总是好的。其中,承认外行知识和地方知识在科学传播中的作用,是科学共同体"内省"的主要内容。

在科学传播中,内省性是科学与公众关系的重要方面。一方面,科学在公众面前表现出极端的不具内省性,它自以为是没有问题的,应该被公众不加批判地接受,而事实并非如此。科学没有对自身内省,没有考虑公众具有自己的知识,而缺乏内省的结果使科学丧失了公众的信任。另一方面,公众对自己在社会网络中的地位,对自己的科学知识、外行知识、地方知识等都表现出了极强的内省性,即公众看到了科学知识的问题,并根据他们自己的地方知识,有理由不相信科学家的判断。有时看上去公众好像相信科学家,仅仅是因为公众没有别的选择,所以只能相信他们,但并不意味着公众没有自己的信念。在科学传播中对于科学本身责任的内省认知是科学寻求公众认同的必要条件,而这不仅需要科学本身的进步,更需要其组织模式、控制方式及社会关系的变革。

在外行知识模型中,我们需要承认,除了科学家通过正规的科学研究在实验室里所创造出的知识以外,在一些历史源远流长的发展中国家,在长期的生产生活实践中也积累了相当丰富的实践经验,经验通过长期的积累逐步成熟并转化为相关知识。这些知识不是经过科学家所认定的科学方法形成的,但在实践中却被证明是有效的。将这些外行或者非正规的技能和知识通过科学方法的认证和理论化,从而使其进入正规教育和交流领域,是提高公众科学素养的重要路径之一。

在拥有本土知识体系的文化中,外行知识模型很受欢迎。越来越多的国家认识到将主流社会的本土知识通过正规教育系统进行传播的必要性。值得一提的是,外行知识模型是一个有争议的科学传播模型。这一模型将本土知识优先于科学知识体系,被认为有"反科学"之嫌。同时,它将科学知识与外部知识区别开来,事实上可能会加剧公众与科学家之间的紧张关系。

四、公众参与模型

公众参与模型(the public engagement/participation model),也称为民主模型(the democratic model)或对话模型(the dialogue model)。该模型认为,在民主的制度中,公众参与科学技术的讨论,是保证公共政策决策民主化和公开化的重要条件。因此,有必要提高公众参与公共政策的讨论过程中的科学素养,保证公众对科学技术和研究有足够的理解,从而理性参与讨论,确保公共政策的科学性。该模型认为,公众应主动参与到科学议程的设置中,而且在参与过程中,要使公众了解科学和社会之间的关系,与科学共同体展开对话,从而建立公众参与科学决策的民主机制。在科学传播中,缺失模型和民主模型作为公众理解科学的两个模型可以共存。

与公众参与模型密切相关的一个理论是"公众理解科学"。1985年英国皇家学会发布的巴德默报告(即《公众理解科学报告》)提出,"理解"不仅包括对一些科学事实的了解,还包括对科学活动及科学探索之本性的领会。显然,公众理解科学已超越了传统科普的科学知识层面并扩展到了科学态度等的维度。促进公众理解科学是科学家职业责任的重要组成部分,因此,有必要通过一系列做法弥补公众在科学态度方面的缺失。这个报告吹响了促进公众对科学理解的号角,并且为英国乃至世界建立了科学传播的新模式。在信息时代,特别是以互联网为代表的新兴媒体极大地丰富了公众获取科学知识的渠道,公众根据自身需求主动地检索和获取信息,促使科学传播转变为双向互动的模式。

在科学传播中,公众参与模型有几个重要作用。

第一,公众参与有助于建立决策者、利益相关者与公众之间的良性关系,促进公众对科学和相关机构的体制性信任,让科学政策更具活力和可信度。

第二,公众参与有助于提高科学传播的针对性,改善科学传播形态,优化科学传播效果。同时,相关科学应用研究也可以因此而更加有的放矢。当前,社交媒体高度发达,公众具有前所未有的参与机会,医学传播者要善于借助社交媒体的力量,扩大医学传播范围,提高医学传播效果。

第三,公众参与有助于提高公众科学知识获取意愿。在公众参与的科学传播模式下,兴起了一系列运动和倡议。如科学咖啡馆、愿景工作坊、协商民意测验、公民陪审团、共识会议等,这些活动的参与者不仅了解到科学技术信息,而且也关注科学话题的社会、伦理、经济意义和启示,提升了参与科学决策的能力,增强了参与科学和技术决策的意愿。

公众参与科学是促进科学民主化的一种途径和方式,公众参与模型的提出顺应了社会民主化的要求,促进了科学传播理念的变革,但是也面临不少质疑,需要继续完善。如公众参与模型更像一个科学与公众关系的政治学模型,而非科学传播模型;这一模型也被视为有"反科学"的倾向。又如公众参与科学应该发生在哪个阶段,在多大程度上参与进来,也没有科学定论。这些都是公众参与模型需要回答的问题。

(叶　俊)

第二节

医学传播模型

　　医学传播与科学传播具有一定的从属关系,但由于医学所涉及的问题关系到公众的健康乃至生命,因此具有区别于其他科学的公众参与属性。也正是因为医学传播的这一属性,传统的科学模式不能单一地覆盖医学传播实践的所有方面,所以无法完全有效指导医学传播实践。

一、医学传播模型的影响因素

　　由于医学传播议题与每个人密切相关,因此与其他传播相比,医学传播具有一定的特殊性,受到来自个体、文化、环境等方面的影响因素较多。在确定医学传播模型之前,首先要了解相关影响因素。

(一)医学健康知识体系的多重性

　　生老病死是人类历史的常态,也是一个自然人必须面对的自然规律。因此,健康议题可谓与每个人息息相关。在日常关注健康问题的过程中,公众通过各种渠道逐渐获得健康知识。这也使得公众多少具备一定的医学知识,或拥有一些健康方面的经验与常识。

　　这些知识有些是现代科学知识,有些是传统医学知识;有些是代际相传,有些是民间口口相传而来。例如,在几千年的中华文明中,中医、藏医等本土传统医学体系知识已经通过代际之间口口相传、社群传播、书籍传播等方式深入人心。当然,这些传统医学体系在解决部分问题的同时,也存在不少争议。尽管如此,很多传统医学知识已经深入人心,当遇到一些日常性的身体不适症状时,很多人会选择通过传统医学知识调理身体。

在健康传播中,不可避免地会遇到来自传统医学的挑战。其中,传统科学的医学知识中的错误健康观点,会影响到人们的身体健康,甚至造成健康受损。为此,在医学传播中,有必要纠正这些错误的健康观点,这是医学传播者义不容辞的责任。例如,日常饮食中,哪些食物不能一起吃,哪些食物会对身体特定器官产生伤害,网络众说纷纭,影响人们的正常饮食。究竟孰是孰非,需要医学传播者统一口径,传播科学的健康饮食知识。

当前,医学知识传播尚未全面普及,缺乏系统性,效果有限。社会上大部分民众不具有完整的现代医学知识。在日常生活中,"地方知识"和"外行知识"仍然发挥着积极作用,同时也存在着一定的隐患。

鉴于人们掌握医学健康知识的多重性,进行医学传播的医务工作者要把握好基本原则。首先,要保证传播的内容是准确的。医学传播的目标是传播科学的医学知识,似是而非的观点或为了博取眼球的炒作,会影响公众对医学知识的信任。其次,要考虑如何在传播现代医学科学知识的同时,充分顾及传播对象的现有多重知识架构。人们多重的医学知识架构会影响到其对医学传播内容的选择和接受,需要医学传播提高针对性。再者,应尽量避免造成多重知识之间的冲突,实现真正有效的医学传播。现代医学和传统医学在一些认知上有所冲突,日常饮食习惯差异也会影响到不同地区的人对健康知识的选择,医学传播要充分把握传播对象特征,尽可能减少因冲突而给公众造成困惑。

(二) 健康议题语境的复杂性

健康议题与每一个人都密切相关,是公众普遍关心的议题。同时,每个人对疾病、健康都有不同的体验和理解,疾病的出现与健康的保持具有强烈的个人生活语境色彩,具有一定的复杂性,是医学传播必然面临的现实问题。

1. 健康议题语境会依据个体生活经验而有所差异　每个人的成长环境、生活习惯、经历不同,在日常生活中接触到的知识会有很大区别。例如,有些人口渴了可以直接喝井水,而有些人连烧开的自来水都不喝,其原因就是个体的生活体验不同。为此,在医学传播时,必须考虑个体的生活经验。

2. **健康议题因个体所处的社会环境会有所差异**　中国地大物博,不同地区的人在健康,特别是饮食健康问题上有很多不同之处。例如,北方人以面食为主,认为米饭不易消化,少吃为好;南方人以米饭为主,并不认为米饭难以消化。在传播健康知识时,强行断定面食和米饭谁优谁劣,都不可能改变当地人的饮食习惯。

3. **健康议题会受个体所在地方的风俗、习惯和文化的影响**　我国幅员辽阔,各地人文风俗、生活习惯不尽相同,对健康的理解自然也有所差异。健康问题深深根植于当地文化之中,医学传播者有必要采取充分前期调研,了解当地的民俗文化与健康诉求,因人而异、因地制宜传播医学知识。例如,对于女性产后"坐月子"的议题,南方和北方对如何"坐月子"存在差异,国外一些国家甚至不存在"坐月子"现象。因此传播健康知识需要考虑不同地区的传统习俗。

4. **健康议题也会因个体的性别、年龄等而有所不同**　例如,对熬夜问题的理解,年轻人熬夜现象较为普遍,由于身体健康状态未明显受熬夜影响,就难以接纳"熬夜伤神"的健康知识。因此,健康知识传播要考虑到不同性别和不同年龄人群的需求。

(三) 医学健康议题的大众化

公众普遍关心自身的健康问题,也难免要与各类疾病打交道。对于大多数人来说,都会从日常生活习惯、饮食习惯等各方面注重保持健康,遇到疾病时也会及时就医,与医院、医生、药物等产生关系。这说明医学健康议题具有大众化属性,医学传播要考虑到这种大众化的特征。

一方面,受中国传统医学文化的影响,这类"外行知识""地方知识"在民众中传播范围很广,影响根深蒂固。相比之下,现代医学知识的传播范围较为有限。因此,医学传播时就需要考虑大众的认知和经济承受能力问题。

另一方面,医学健康议题的大众化,也使得医学相关的公共政策备受关注。医学类公共政策目的是保障公共健康安全,医学传播的最终目标是为了提高全社会公众的健康水平。因此,公众理所当然应当参与到医学传播的相关决策中来。鉴于医学健康议题大众化属性,医学传播者应该让公众加入到医学事务的讨论与对话中来,积极建立医学决策领域的民主机制。同时,公众也应提升自身理性、科学参与讨论的素养,在医学传播决策中发挥重要作用。

二、不同视角下的医学传播模型

医学传播是科学传播的重要组成部分,由于医学传播与其他科学传播的内容有较大差异,受个体、文化和环境影响较大,有必要建立符合医学传播特征的医学传播模型。我们可以从不同视角着手建立相应的医学传播模型。

(一)医患交流模型

医患关系是医学传播中的重要议题。随着医患冲突事件的增多,医患关系已经影响到医务从业群体的形象。造成医患冲突的原因是复杂的。

首先,是医患信息不对等。例如,医疗收费方面,不同医生对待相同疾病时开出的诊疗费用有所不同。这可能引发医患冲突。

其次,在医患关系中,患者相对处于劣势,在信息收集方面的能力显得更加薄弱。又或者患者由于自身所限,无法理解其疾病情况,由此带来的不安全感会使得他们通过医疗广告或非正规渠道进一步获取信息,但这些信息的真实性无法得到保证。

再者,医患双方缺乏沟通,双方信任感较低。沟通欠缺会导致部分患者及家属对疾病充满恐慌和担忧,也对医院的治疗效果和治愈能力提出质疑,因此医患之间产生矛盾和冲突,进一步造成医患关系的紧张。目前我国出现医患纠纷案件数量急剧上升,医患纠纷程度明显加重,医闹和暴力伤医事件时有发生等情况,这些现状部分和医患沟通不畅有关。

医患关系是医务人员与患者及家属之间相互交往的一种双向关系。这种关系是在尊重彼此的权利义务的前提下的一种平等互动关系。根据医患双方在医疗过程中主动性的不同,医患交流存在3种基本模型。

一是"主动—被动型"。在此模型中,医师是主动的,而患者是被动的,完全听从医师的安排和处置,不会提出任何异议,比如用什么药,采取什么治疗方法。这种模式缺少对医生诊疗行为的有效监督,也是引起医患矛盾、产生医疗纠纷的原因之一。

二是"指导—合作型"。在这模型中,医生有一定的权威性,患者可以向医生提供病情信息,主动接受和配合医生诊治,并提出一些与自己病情相关的问题。在临床工作中,许多诊断、治疗措施的实施,没有患者的良好合作是难以进行的,患者的合作有利于提高医疗质量,避免医疗差错或事故,从而建立融洽的医患关系。

三是"共同参与型"。这种模式中,医生和患者共同参与医疗活动,医生和患者具有大体相等的权利和义务,双方地位相对平等。在治疗中,患者主动向医生提供治疗过程中的体验和效果并提出建议,医生根据患者的意见结合体检和各种检查进一步调整治疗方案。这种模式可以有效减少医患矛盾和冲突。尤其是在器官移植、变性手术、整容手术等风险较大的医疗活动中,共同参与非常重要。

总之,在医学传播视角下,共同参与型的医患交流是较为理想的传播模型,其弊端是需要患者具有一定的认知水平,不是所有患者及其家属都能实现的。这也正是需要加强医学传播并以此提高公众医学健康知识的重要原因。

(二)健康传播模型

随着生活水平的提高,人们对健康越来越重视,非常关注自己的身体。同时,老年人越来越多,不健康的生活方式也越来越多,患癌人数也在增加,并且患癌人群趋于年轻化。基于这些背景,健康成为一个重要议题,健康传播也逐渐受到重视。健康传播的议题广泛,涉及健康信息寻求、健康素养、疫苗、转基因、医疗众筹、器官捐献、控烟等众多方面。

健康传播是医学传播的重要方面,已有一系列相关理论与模型。第一,个体层面的理论模型。主要有理性行为理论、计划行为理论、拓展并行处理模型、转换理论模型、问题解决情境理论等,其核心是侧重个体的态度和行为的改变。第二,社群层面的理论模型。主要有社区健康促进模型、文化本位路径等。其核心是关注社会力量对公众健康素养提升的促进作用。第三,话语层面的理论模型。主要包括叙事传播理论、文化敏感路径等。其核心是注重传播的话语和技巧,通过话语策略提高健康传播能力(如表2-1)。

表2-1 健康传播研究的主要理论与模型

	理论／模型	核心观点
个体层面	理性行为理论(Ajzen & Frishbein,1969)theory of reasoned action, TR_A	通过个体既有态度和意愿进行决策和行为的预测
	计划行为理论(Ajzen,1991)theory of planned behavior, TPB	通过态度、规约与感知的行为控制共同影响个体的意愿与行为
	拓展并行处理模型(Witte, 1992,1994)extended parallel processes model, EPPM	恐惧与自我效能对个体接受健康信息说服的交互影响
	转换理论模型(Prochaska & Diclemente,2005)transtheoretical model,TTM	个体健康行为的改变是一个动态的多阶段的过程
	问题解决情境理论(Kim & Grunig, 2011)situational theory of problem solving,STOP	基于对问题情境的评估个体参与健康信息的接收与处理
社群层面	社区健康促进模型(Green,1974)precede-proceed model	健康促进运动的有效执行需要充分评估各种社会因素
	文化本位路径(Airhihenbuwa, 1995;Dutta-Berggman, 2004,2005;Dutta,2007)culture- centered approach	关注亚文化、边缘文化群体在医患对话中的声音
话语层面	叙事传播理论(Green,2006)narrative communication theory	叙事如何在健康传播中发挥说服效果
	文化敏感路径(Bernal,Bonilla and Bellido,1995;Dennis and Giangreco,1996)cultural sensitivity approach	医患对话中对文化要素(语言、知识、价值观等)的测量与关注

摘自:宫贺.对话何以成为可能:社交媒体情境下中国健康传播研究的路径与挑战[J].国际新闻界,2019,41(6):6-25.

随着互联网的快速发展,越来越多的人将网络新媒体作为他们获得健康知识的首要渠道。以社交媒体为代表的新兴媒体,在健康知识的普及,家庭、社区及社会范围内关于健康的对话,以及在全民健康素养的提升过程中,发挥着越来越重要的作用,同时也给健康传播带来了挑战。一方面,由于社交媒体把关人的匮乏,公众广泛参与内容生产,从而导致健康信息更加复杂,真假信息难辨;另一方面,海量信息对普通公众来说,超出了他们把控的能力范围,公众需要自己去辨别那些关乎健康乃至生命安全的健康知识的价值与真伪,可能存在潜在的健康风险。正因如此,健康传播显得愈加重要。

（三）科普模型

科学技术进步是构成社会进步的内在动力,科普活动可以有效促进科技进步。作为科学活动之一,医疗活动及相关知识的普及,同样对医学及医疗活动发展有着重要意义。在医学传播中,科普模型是医学面向公众的一个基础模型。科普模型主要涉及以下几个方面。

1. 科普传播主体　科普的主体包括科学家、科普机构,以及相关学术机构和非政府机构等。对医学传播来说,科普的主体是医学研究者、医疗机构、医疗工作者、卫生健康部门及疾病防控部门等。从公众保持健康的视角来看,重大疾病预防、传染病防控及健康生活饮食习惯是科普的重点所在,尤其是各类癌症、艾滋病的预防一直都是受到关注的话题。例如,新冠肺炎疫情暴发期间,如何保持良好的生活习惯、正确佩戴口罩、保持社交距离等科学知识,通过有关部门、专家、学者的介绍和普及之后深入人心,对疫情防控起到重要作用。

2. 科普传播客体　公众是科普传播的客体,一些特定的医学知识则可能指向性更加明确,如关于乳腺癌、抑郁症、老年痴呆症的预防等。随着互联网新媒体的普及,公众不再是科学知识的被动接受者,经常会参与到相关议题的讨论、分享、转发中,放大了科普效果。如在社交媒体上,出现了一大批以普及医学知识为主的自媒体账号,尽管它们背后的运营者是医学传播的客体,但同时也参与到医学传播活动中,成为医学知识普及的重要补充力量。

3. 科普传播手段　随着5G、大数据、云计算、人工智能(AI)、虚拟现实(VR)等技术的快速发展和应用,信息传播的工具和方式变得越来越多样化。一方面,传统的报刊、广播、电视和宣传栏、宣传手册等依旧扮演着重要角色,有必要继续发挥它们的作用;另一方面,要高度重视短视频、虚拟现实、人工智能等新技术的应用,创新医学知识普及的方式方法。例如,以抖音为代表的短视频平台已进入人们的日常生活中,成为人们休闲娱乐、获取信息知识的重要渠道,关于医学知识和健康保持的短视频及网络直播,会无形中影响人们对健康的认知。因此,医学传播者要善于运用这些新平台,提高医学知识普及的效果。

（四）多知识架构下的语境参与模型

医学传播与一般性科学传播相比,受到传播对象文化水平、风俗习惯、日常经验等多方面的影响,也受到传播对象已有传统医学知识的制约,且不同语境之下的传播效果会有明显差异。因此,传统科学传播模型不完全适合医学传播实践需要,而上述三个医学传播模型也未能从深层次指明医学传播的特殊性和规律性。鉴于医学传播受到多元化因素、多知识架构、多语境参与等现实处境问题的困扰,医学传播者提出了"多知识架构下的语境参与模型"。

所谓"多知识架构下的语境参与模型",指的是医学传播要充分考虑民众具有的多重医学健康知识体系、健康议题语境,让公众加入到医学事务的讨论和对话中来,积极建立医学决策领域的民主机制。这种模式尤其适合我国这种具有丰富医学传统知识积累和较大地域文化差异的国家。

在医学传播中首先要求医学传播者充分了解当地民众的医学健康知识基础,提高医学知识传播的针对性和有效性。如东部地区和西部地区民众的医学健康知识基础不同;中医、藏医等本土传统医学体系知识影响不同等,要求医学传播者要采取差异化的传播策略。其次要充分考虑民众接触健康议题的语境。我国幅员辽阔,各地人文风俗、生活习惯不尽相同,而健康问题深深根植于当地文化之中。医学传播者有必要采取充分的前期调研,了解当地的民俗文化与健康诉求,因人而异、因地制宜地传播医学知识。如心血管疾病是中老年人的常见病,但云南、湖北和黑龙江的饮食习惯和自然条件不同,导致三地民众对待心血管疾病知识普及的态度不同,若未经调研盲目开展医学传播,就很难收获理想的传播效果。最后在互联网自媒体高度发达的今天,应充分发挥网民尤其是专业人士在医学传播中的作用,调动公众参与积极性,增强医学传播效果。

(叶 俊)

第三节

医学传播与医学研究的关系

尽管由于种种原因,广大科学工作者在很大程度上忽视了科普工作,甚至存在一种普遍误解,认为科普工作会造成对科研工作的时间和精力的浪费。实际上,科普工作能够对科研工作进行有效的补充,带来正面促进的效果。

国际著名科学传播学家布奇(Massimiano Bucchi)博士提出科学传播的连续体模型,用以阐释科学研究与科学普及的关系。该模型将科学知识分成以下4个层级。

第一个层级是领域内阶段(intraspecialistic stage),指的是学科领域内部的知识积累与交流。因为掌握这个层级中知识的人是该领域的专家、学者,故而他们的知识量最多,可以传播的知识面也最广。例如,骨科医生之间能沟通交流的骨科知识是最丰富的,因为他们拥有相同的学科术语。

第二个层级是领域间阶段(interspecialistic stage),尽管同为科学家,但是隔行如隔山,不同学科的专家之间的交流范围就比第一个层级小。例如,当骨科医生与内科医生交流时,其交流范围就小了很多。

第三个层级是教育阶段(pedagogical stage)。每个科学领域中适宜出现在教科书中用于教学用途的知识只是该学科领域中有限的部分,通常是那些通过时间检验的知识,而最前沿、最新颖的知识反而不适宜出现在这个层级。例如,1978年7月25日,世界首例试管婴儿路易丝·布朗(Louise Brown)在英国顺利出生。这一小生命的成功诞生被媒体誉为"奇迹"。而在路易丝出生之前科学家们就已经进行了10年的试验,均未获得成功,直至路易丝顺利出生,路易丝的出生开创了一个新的纪元。这意味着很多不孕不育的家庭从此有了孕育后代的希望。在试管婴儿技术刚刚发明的20世纪70~80年代,因为这项技术在当时还没有经过时间的检验,技术本身对母体是否有危害,包括近期危害和远期危害,技术辅助下诞生的婴儿是否与普通婴儿一样是否会夭折,是否会有各种健康或者智力问题,还有伦理问题,这些问题在技术刚刚产生的时候都无法解答,相关内容也就不适宜出现在教科书中,如今它已被证明为非常有效的辅助生殖手段,孕育出的后代也被证明是健康的,第一位试管婴儿路易丝如今自己已经当妈妈了,而技术创始人罗伯特·爱德华兹也因此获得了诺贝尔生理学与医学奖,这项技术在现今不但被证实有效,也被证实是安全的,它为千千万万原本已经失去孕育后代希望的家庭,重新带来了希望,因此也被广泛地写入了教科书中。

最后一个层级是普及阶段(popular stage),这个层级上的知识量是最少的,因为适宜面对公众普及的知识应该具有选择的金标准,即有定论的科学知识,具体包括目前的科学教科书、词典及相关国家法令中的内容。例如,2017年11月13日,在美国心脏协会(AHA)年会上,公布了由AHA、美国心脏病学会(ACC)和其他多个学术机构联合制定的最新版美国高血压预防、检测、评估和管理指南。该指南将应用多年的高血压标准:收缩压≥140mmHg和(或)舒张压≥90mmHg做了更改,重新定义了新的高血压标准,重磅提出收缩压≥130mmHg和(或)舒张压≥80mmHg即可诊断为高血压。由于沿用多年的高血压标准被重新界定,指南一发出就备受争议。有人认为,新的高血压标准较以往降低,体现了高血压早期干预的重要性,在血压≥130/80mmHg就开始干预可以避免更多的高血压并发症及靶器官损害,对患者有利;也有人认为,新指南的标准修订是为了经济利益,可以使那些制造高血压药物的厂商卖掉更多的高血压药物;还有人认为新指南对于高血压涉嫌过度治疗,一方面可能增加患者的医疗支出,增加药物的不良反应;另一方面并不适合所有的高血压患者,血压降得过低可能还会给患者带来额外的风险。从医学传播的角度,考虑到教科书以及公认的高血压诊断的金标准始终是血压≥140/90mmHg,而当时推出的指南尚没有被广泛认可,还处于争议阶段,所以当时在医学传播的时候就应该把教科书的标准,而不是还没有被广泛认同的修改标准(最新指南)作为标准传播及普及。到了2022年11月13日,由中国国家心血管病中心、中国医师协会、中华医学会心血管病分会等学术机构共同制定的《中国高血压临床实践指南》正式发布,将高血压的诊断标准由≥140/90mmHg下调至≥130/80mmHg。该标准已经被证实为可靠和有效的,即将会被写入教科书中,普通公众也会逐步认可这一新的高血压标准。那么,以后再进行有关高血压知识传播的时候就应当以新标准为准。

以上所提到的各个层级之间不是独立存在的,它们之间可以相互促进、互相影响。即使普及层级上的知识也能反映到领域内的知识。

在医学领域,医学传播与医学研究可以形成科普科研闭环,根据科研工作中发现的问题和得出的结论来做科普,又通过科普工作的效果和反馈来指导科研,并同时有效提升研究的可见度。

一、医学研究为医学传播提供素材

医学传播中的医学科普传播的一定是科学知识,科学性是第一要求。因为传播对象大多是没有医学知识的普通民众,缺乏一定的辨别能力,医学科普不能传播未确定的医学知识让普通民众去鉴别真伪。因此只有被医学研究反复证实的医学知识,被写入教科书、写入药典的权威医学知识,才能被进行医学科普。

二、医学传播将医学研究的结果进行推广

"科学技术是第一生产力。"如果只有科学技术,没有很好的推广应用,就不能形成生产力。随着科学技术的进步,新的医学技术以及新的药物层出不穷,而这些新技术、新药物要用于临床、用于患者才能发挥作用。就像"科学技术一定要转化为生产力"一样,被证明有效的医疗技术和药物,经过反复的研究,显示出其卓越的疗效,一定要用于临床,用于患者才能发挥作用。而医学传播则是进行推广应用的重要手段。这里的医学传播除了医学科普之外,更有医学新知识、新药物的推广学习班等形式。首先向医生、向同道进行传播推广,让同道了解、接受和应用。

与此同时,也需要医学科普,向患者、向普通民众进行介绍,要将晦涩的医学知识转化成普通民众能理解的语言,并以能理解的形式进行介绍。普通民众真正认识了这些新技术、新药物,它们才能更好地应用,更好地发挥作用。

(程少丹)

第四节

案 例 分 析

医学传播的对象主要是没有医学知识或医学知识较少的普通人,因此科学性和准确性是非常重要的,不然会误导普通大众。在上一节中我们也提到了在科学知识普及阶段,适宜对公众普及的知识应该是具有金标准的,即有定论的科学知识。但是,很多医务人员忽视了医学科普、医学传播,或者认为医学科普、医学传播是不务正业,浪费时间,其实这是一个误解。

医学传播与医学研究、学术领域是相辅相成、良性互动的。科普主要关注公众的需要，选题来自学术的调研。同时，科普又需要学习学术，也可以成就学术成果，带来学术地位。在进行科普的时候还可以带来科研的选题，而科研又进一步提升科普。让我们用具体案例来进行分析。

一、现代医学案例

比如，某医院骨科病房住院的50岁以上骨折患者中，医生发现很多人都是脆性骨折，也就是在没有外伤或者轻微外伤的情况下发生的骨折，再进一步检查发现这些人大部分都患有骨质疏松症。中华医学会骨质疏松和骨矿盐疾病分会专家共同撰写的《原发性骨质疏松症诊疗指南（2022）》中关于其的定义为："骨质疏松症（osteoporosis）是一种以骨量低下、骨组织微结构损坏，导致骨脆性增加，易发生骨折为特征的全身性骨病。可发生于任何年龄，但多见于绝经后女性和老年男性。"在多数骨质疏松病例中，骨组织的减少主要由骨吸收增多所致。骨质疏松症通常以骨骼疼痛、易于骨折为特征。有了以上的发现后，医生又在50岁以上的人群中进行骨质疏松症知识的调研，发现很多人会关注骨质疏松症，但是对于什么样的人会得骨质疏松症，骨质疏松症有哪些症状和危害，骨质疏松症应当如何预防和治疗就不甚明了。

由此可见，针对50岁以上的人群进行有关骨质疏松症的医学传播会是一个很好的选题，这就是典型的在学术活动中发现科普选题。下一步就是如何开展关于骨质疏松症的科普，科普的受众是普通百姓，他们没有太多医学知识，那么所普及的内容必须保证科学性和准确性，观点一定要有确切的依据。这就意味着必须查阅很多文献和资料，特别是教科书，才能完成一篇有理有据、观点确切的科普文章，这就是科普学习学术，尤其是学习做学术时所需要的严谨态度。科普的严谨也是极其重要的，绝不能信口开河，否则很有可能给普通大众带来困惑甚至危害。在对上述提到的这些人群中进行骨质疏松症科普的时候，除了骨科医生，还邀请了其他相关科室诸如骨质疏松科医生、营养科医生以及临床药师、康复师、护理人员等共同参与。这样不仅方便了受众人群，可以在他们接受骨质疏松症科普的同时获得各个环节所需要的医学知识，包括营养、药物、康复、护理等多个环节,也带动了这些科室与骨科的共同发展,形成了多学科合作的医学传播。

接下来,为减少高危人群的脆性骨折发生率和脆性骨折人群的再骨折率,需要对骨折人群和高危人群进行干预,在对他们进行干预的时候,邀请其他相关医院及社区卫生服务中心共同进行高危因素的干预。那么,除了本医院以外,还带动了社区卫生服务中心等初级医疗机构的共同发展,真正形成上下联动、共同参与的机制,并最终可能建成一个影响达到整个区域范围的骨健康传播基地,辐射和受益人群不断扩大。然后,在做骨健康传播的时候,需要对骨折患者和普通高危人群分别进行效果评价。这时,针对这两种人群建立一个健康评价体系,并分别进行健康体系效果评价,同时评估高危人群脆性骨折的发生率、脆性骨折患者的再骨折率。这就是从科普中发现科研问题。这样,在进行健康体系效果评价的同时,进行科研,从而进一步提升科普的效果。由此可见,科研与科普完全可以做到相辅相成、共同发展。

二、传统中医学案例

中医药学是中华民族的瑰宝,是中华民族传统文化在当今的主要承载和代表之一。中医药学不仅对多种常见病、疑难病的治疗效果显著,在很多时候还能起到未病先防、既病防变、瘥后防复的预防保健效果。传播中医药知识是要通过多种形式和方法让大众了解和熟知中医药基本知识、中医药养生思想、中医药防病治病的基本原则和常用方法。

中医药传播既是一项在实践中循序渐进、不断发展改进的长期工程,也是一项影响未来中医药发展、关系国民文化自信和健康素养的重要事业。应努力加强中医药传播工作,从多个方面入手,切实解决中医药传播过程中存在的各种问题,将中医药知识传播落到实处。

(一)围绕中医术语解读

中医古籍中蕴含了不少文言文构成的中医术语名词,给传播增添了难度。比如,"心火""肝火""肾水""肝阳上亢""心者,君主之官""肾为先天之本""脾为后天之本"等。这些中医药领域的核心专业术语是中医药知识体系构成的基石部分,对于普通大众来说却是难以理解的地方。因此,把这些拗口的中医基本专业词汇尽可能地用大白话翻译清楚、讲明白,正是中医药科普必须且首先要考虑的工作。只有普通大众听得懂、看得明、记得住中医药学的基本术语,才可能实现中医药学走进千家万户,才可能真正夯实中医药学生存、发展的土壤。

(二)围绕中医医理科普

中医医理是运用中医药理论来诊断、辨治和预防疾病,指导临床用药的理论依据。中医理论有以体质学说、藏象经络、气血津液为主的中医基础理论;以外感六淫、内伤七情等为主的病因学;以望、闻、问、切四诊为手段,脏腑辨证、八纲辨证、卫气营血辨证为主的中医诊断学;以君臣佐使、七情和合进行药物配伍的方剂学;以经络、腧穴学说为主要内容的针灸学等。对上述中医医理内容的现代化解读都是中医药科普要重视的内容。

"正气存内,邪不可干"《黄帝内经》中的这句话对很多人来说耳熟能详。什么是"正气"? 什么是"邪气"? 中医学将人体的生命力、抵抗力,称为"正气";而将外界侵袭机体的致病因素称为"邪气"。中医学的发病观认为人体得病的根本原因在于机体抵抗力下降时感受"邪气";反之,如果机体自身的"正气"强旺,则能够抵御"邪气"的侵袭而不得病。由此可知,中医医理在科普传播中也面临着与中医术语类似的难点,必须尽可能用通俗易懂的语言进行宣传解读。

(三)围绕"小妙招"科普

自古以来,中医药一直以"简、便、验、廉"著称,药食同源的理念也被广大群众所接受。在进行科普宣传时,可以加强突出日常生活中疗效确切、简便易行的方法介绍,提高兴趣和参与的积极性。比如,许多原因都可能引发呕吐,而日常生活中也有许多中医小妙招可用于治疗呕吐或干呕不止,如生姜5片,醋20毫升、红糖50克,用沸水泡15分钟,分多次饮用;萝卜叶捣汁,开水送服或加红糖水冲服;甘蔗汁1小杯,生姜汁1汤匙,混匀后加热饮用,每日2次;等等。孕吐也是常见的呕吐类型,对于轻度的妊娠期呕吐,可以通过合适的饮食及生活方式调整等手段,减轻孕妇的不适症状。生姜作为一味常用于止呕的中药,对于孕吐的治疗也是安全有效的。发生孕吐时,可以让孕妇口含生姜片或饮用姜茶。如果恶心、呕吐症状严重,还可以尝试中医穴位按摩和针灸等。类似简、便、验、廉的"中医药小妙招"非常多,将它们应用得当,对于推广中医药文化、推进中医药科普非常有效。

（四）围绕养生谚语科普

中医药学是中国传统文化的承载者和记录者。很多中医药方名、药名、穴位名称都包含中国传统文化的精髓，所蕴含的哲理和精义非常深，完全可以用来进行中医药科普。如补气的代表方剂"四君子汤"，利咽喉的药物"千层纸"，急救针刺的穴位"水沟穴（即百姓所说的人中穴）"，灸疗的代表性方法"隔姜灸"等，单单这些名词就是做中医科普的好内容。寥寥数字其含义引人入胜。四君子汤因方中四味中药皆为平和之品，温而不燥，补而不峻，益而无害，取"君子致中和"之义，故得名。七宝美髯丹因由七味药组成，能补肝肾、乌须发而得名。又比如，基于小儿纯阳、脾常不足理论发展出的生活经验"若要小儿安，三分饥与寒"；基于三因学说发展出的生活经验"冬吃萝卜，夏吃姜，不找医生开处方"；基于腧穴理论发展出的生活经验"若要身体安，三里常不干""小儿厌食刺四缝"等，这些类似大白话的中医药"养生谚语"正是中医药科普好的切入点。

（五）结合名人、历史事件

对于代表性历史事件和人物，人们耳熟能详，更容易被大家接受和认同。比如，中药徐长卿源自乡间走方郎中、中药刘寄奴源自宋高祖刘裕；中药食疗方茯苓面、麦冬饮源自苏东坡；适量食姜，出自孔子"不撤姜食，不多食"；"杏林"一词出自三国名医董奉，要求每一位治愈的患者植杏树，数年后郁然成林，每逢杏熟"一斗稻谷换一斗杏"，以此救济平民百姓，后世由此常用"杏林春满""誉满杏林"等词称颂医生医术高明和医德高尚。

（六）结合中国传统文化

结合中国传统文化来进行中医科普，比如中药名、方剂名蕴含的中国文化哲理等。通过深入浅出的故事讲解，使得科普形式生动活泼，有文学色彩，让人喜闻乐见。"言而无文，行之不远"，这就要求中医科普工作者既要熟悉医学科学知识，又要多学点文学，在科普文采上多下工夫。甘草是最常用的中药之一，有许多别名，蜜甘、蜜草、甜草等，都与甘草味道甘甜有关。甘草味甘性平，能补益，又能缓解急，入药方中对一些性情猛烈药物，可以起到制之、敛之的作用；在不同的药方中，可为君、为臣、为佐、为使，能调和诸药，使它们更好地发挥药效。

在中草药的王国里,甘草是国之药老,故有"国老"之称。

(七) 结合现代医学

结合现代医学进展做中医科普,同一疾病从中医、西医不同角度进行认识,明确中西医各自的优势所在,厘清思路,找准最佳结合点,从而能够更有针对性地进行科普宣传。比如蛋白尿、血尿、水盐代谢紊乱、高血压、肾功能不全等是肾脏疾病不同时期的表现,但在中医典籍里,没有这些西医名称,与之对应的是"尿浊、尿血、水肿、眩晕、关格/溺毒"等。这种对同一事物在两种医学里面的不同描述和表达,实际上也是大家喜闻乐见的科普内容。

(八) 结合百姓关心的内容

近年来,"冬令进补""冬病夏治"等观念广受推崇,与之相关的中医药科普广泛应用。中医理论讲究"天人相应",四季有"春生、夏长、秋收、冬藏"的不同,冬季时人亦处于"封藏"时期,此时服用补品补药,可以使营养物质易于吸收蕴蓄,进而发挥更好的作用,故名"冬令进补"。《素问》提出"春夏养阳""长夏胜冬",因此对于一些在冬季容易发生或加重的疾病,在夏季自然界阳气最旺盛的时候,对人体进行药物和非药物疗法,包括穴位贴敷、针刺、药物内服,有益气温阳、散寒通络,提高机体抗病能力的作用,从而使冬季发生或加重的病症减轻或消失,达到防治的目的,故名"冬病夏治"。两者是中医学"天人合一"的整体观和"未病先防"的疾病预防观的具体运用。

(程少丹)

•••••••••••••••••••••••••••• ► 参考文献 ◄ ••••••••••••••••••••••••••••

[1] 董健,唐文娟,江世亮,等.医学科普基础与实践[M].上海:上海科学技术出版社,2021.

[2] J.D.贝尔纳.科学的社会功能[M].陈体芳,译.桂林:广西师范大学出版社,2003.

•••••••••••••••••••••••••••• ► 思 考 题 ◄ ••••••••••••••••••••••••••••

1. 什么是"多知识架构下的语境参与模型"?

2. 试述一个科普和科研结合的例子。

第二篇——

医学传播学方法

第三章　5W模型

教学目标

1. 掌握5W模型的组成。

2. 熟悉5W模型的效果和意义。

第一节

5W模型的组成和意义

1948年,传播学奠基人之一,美国的哈罗德·拉斯维尔(Laswell H.D.)在其所著的《社会传播的结构与功能》中首次提出传播学的5W模型,并逐渐被广泛认可。按照5W模型,医学传播包含了以下5个要素。

一、谁(who)来传播

从科学传播中分支出来的医学科学传播强调信息源的权威性与科学性,因此传播者必须是专业的医务工作者,具体包括具有执业资格的医生、护士,以及医技人员等处于临床一线的医疗工作者、各类具有医疗资质的正规机构,也包括具有较高医学素养的医学生。这也与传统的科普通常由一线科学家担任信息源主体保持一致。

传播主体是一切科学传播的基石。主体偏差就可能导致传播偏差。有些人会质疑,为什么医学传播一定要将传播主体定位于专业医务工作者,其他人员进行的有关医学或者健康类知识的传播,为什么不能纳入医学传播的范畴?这里有一点要说明。医学不同于其他任何的科学。医学的定义是通过科学或技术的手段处理人体的各种疾病或病变的学科,它是生物学的应用学科。科学的研究对象可以是自然界,也可以是其他相关领域,因此允许有一定程度的偏差。然而,从医学的定义中可以看出,医学主要是研究和处理人体疾病的,在医学领域,进行任何的研究或者治疗,都需要非常严谨,不能有无谓的偏差,否则就有可能伤害到患者的健康权甚至生命权。生命与健康是每个公民享有一切权利的基础,如果生命健康权得不到保障,那么公民的其他权利就无法实现。众所周知,医学生需要经过系统且漫长的理论学习,并且经过相当时间的实习和实践,还需要通过理论与实践的考试,最终才能够成为一名真正的医生。护士的培养也是如此,需要相当长的周期。在长时间的、不断的理论与实践学习中,医务人员才能扎实掌握必需的医学知识和技能,这是非专业医务人员仅仅通过网络搜索或者翻翻资料所不能替代的。由于医学传播面对的是普通大众,也由于公民生命权与健康权的不可侵犯,如果传播的主体不具备必要的医学知识,那么他传授给普通大众的知识很可能是错误甚至有害的,那么它所带来的危害是不可估量的。这就是我们将进行医学传播的主体定位于专业医务工作者的原因。因为只有受过专业培训的医务工作者才能确保传播内容的可靠性与真实性,才能最大程度地减少不正确的医学知识传播的可能。

值得注意的是,由于医学可细分为不同的专科,各专科人员的知识又有所侧重,不尽相同。因此,在传播时,即使是专业人士,也需要尽可能在自己熟悉的专科和(或)专业领域内进行传播,以保证传播知识的准确与可靠。

二、向谁(to whom)传播

医学传播强调针对缺乏专业医学知识的普通大众的传播,也就是其目标人群是普通大众。按照公众在健康维度上的区别,医学传播包含了针对患者(已病者)、患者亲友、疾病目标群体(未病者)和其他普通大众的传播。以糖尿病为例,传播对象包括糖尿病患者本人(已病者),糖尿病患者的所有亲戚朋友(患者亲友),那些家族中有糖尿病患者或者体型肥胖等具有糖尿病易感因素的人群(易感者),以及没有糖尿病也没有糖尿病易感因素的人群(其他普通大众)。由于各人群的基因特质、饮食习惯、生活行为方式等因素可能对于糖尿病的影响,在做糖尿病的医学传播时,对上述人群的传播都是不可偏废的。以疾病预防的3个层次为例,一级预防又称病因预防或初级预防,主要是针对致病因子(或危险因子)采取的措施,也是预防疾病的发生和消灭疾病的根本措施。对于糖尿病来说,一级预防就是针对那些肥胖、喜欢高热量饮食、缺乏运动、具有家族史等高危因素的普通人群,在他们尚未发生糖尿病时,采取积极的干预措施,向他们普及糖尿病的危害,指导他们如何进行健康饮食、合理运动和控制体重,降低他们发生糖尿病的可能。二级预防又称"三早"预防,即早发现、早诊断、早治疗,它是发病期所进行的阻止病程进展、防止蔓延或减缓发展的主要措施,对于糖尿病患者来说,二级预防就是针对有糖尿病高危因素的普通人群,及早及定期地进行筛查,早期就发现糖尿病,早期干预和治疗。三级预防主要为对症治疗和康复治疗,防止病情恶化,减少疾病的不良作用,防止复发转移,预防并发症和伤残;对已丧失劳动力或残废者通过康复医疗,促进其身心方面早日康复,使其恢复劳动力,病而不残或残而不废,保存其创造经济价值和社会劳动价值的能力。对于糖尿病来说,三级预防就是针对已经患有糖尿病的患者,积极控制他们的血糖,避免并发症的发生。医学传播不仅传播疾病的治疗知识,更重视疾病的预防。从疾病预防的层次来说,尤其是从一级预防的理念出发,每一个人都应该是医学传播的对象,因为健康的生活与行为方式,并不仅对患者,而是对所有人都是有益的,长期坚持,可以降低很多慢性病的发病率。

目前,医学已进入精准医学阶段,医学传播也提倡精准传播,也就是在传播时需要考虑不同目标人群的不同需求,科学合理地安排传播内容和方式。如在目标人群为老年人群时,应据老年人群常见的疾病谱,比如高血压、糖尿病、慢性阻塞性肺疾病等,安排适合他们接受的内容传播;而如果目标人群为孕产妇及其家人时,需要安排母乳喂养、婴幼儿照护等适合这类人群的内容。

三、传播什么(what)

医学传播需要对内容进行严格的选择。医学知识包罗万象,最新的科研成果层出不穷,然而适宜作为科学传播对象的内容应有严格的标准把控。医学传播旨在向非医学专业公众传播权威的、准确的、科学的医学知识,进而促进其健康行为,获得并保持健康。因此,尚无定论的医学科学知识不适宜作为医学传播的内容。医学传播的内容应为有定论的医学科学知识,具体包括目前医学教科书、词典和医学相关国家法令中的内容。这就是医学传播内容的"金标准"。

不符合"有定论的医学科学"这一标准的内容则包括：

首先，尚处于学术争论阶段的研究内容是不适宜医学传播的。其次，近期发表及报道的文献，即使是权威医学学术期刊发表及报道的文献，也应该尽量避免。与其他科学领域的前沿研究一样，医学的前沿研究具有探索性，因此文献中发表的内容很多还没来得及接受同行和时间的检验，不具备成熟性，需要经过大规模的循证医学研究及证实后，才适合作为普通大众所能接受的内容来进行传播。

为什么医学传播对于传播内容的限定那么严谨？首先，人的生命权与健康权是每个人的最高权利。我们在进行医学传播的时候，普通大众是抱着非常信任的态度来接受传播的，也有相当大的可能会参照传播的内容来改变自己的生活与行为方式，或者改变自己的就医行为等。如果我们传播的内容并不可靠，或者还没有得到广泛的认证，那么就很有可能会伤害普通大众的健康甚至威胁到他们的生命，也就是很有可能会伤害到公民的健康权与生命权，这是作为一门新兴的学科所不容许出现的错误。其次，医学本身就是一门非常严谨的学科。与传统医学不同，现代医学更讲究循证，也就是需要有大规模的实验论证其有效后才能逐步推广，那么，我们在进行医学传播的时候，也就需要注意这一点，因为一种曾经认为有效的手段在不久后被证实无效和有害，这是有过先例的，我们不能在治疗手段还在实验摸索阶段就进行广泛的宣传与推广，这是对民众的不尊重，也是对于他们生命权和健康权的不尊重。

具体而言，医学传播的内容具有以下3个层次。

1. 谈"病"　也即传播疾病的预防、保健和康复知识。这是最容易被理解的层次，是医学传播中最基本的层次，也是传统医学科普所传播的主要内容。以非常常见的疾病"高血压"为例，医学传播需要在以下几个方面展开：①高血压的预防：主要是针对那些没有高血压的普通大众及将来有可能患高血压的疾病目标人群（未病者）。这部分的传播内容包括，"哪些人是高血压的易患人群？""如何在正常人群中进行高血压的筛查？""有高血压易感因素的人群如何在饮食、运动及生活习惯上调整？""出现哪些症状是提醒你可能患有高血压了？"以及其他与高血压预防相关的医学内容。②高血压的治疗与保健:主要是针对已经患有高血压的患者(已病者)以及患者的亲朋好友。这部分的传播内容包括"高血压患者如何在饮食、运动和生活习惯上进行调整?""如何正确监测血压?""高血压的治疗药物有哪些?""不同药物的适应证以及不良反应是什么?""如何选择高血压药物?""如何正确地应用高血压药物?""高血压患者在平时需要注意哪些症状的出现?"以及其他与高血压治疗与保健有关的医学内容;③高血压的康复:主要是针对已经患有高血压的患者(已病者)以及患者亲友,特别是那些已经因高血压而导致并发症或者出现功能障碍的患者及其亲友。这部分的传播内容包括"如何避免高血压患者出现心脑血管并发症?""已经出现并发症的患者如何进行治疗与康复?""如何帮助有功能障碍的高血压患者重新走上工作岗位或者生活自理?""如何指导高血压患者的家人及朋友帮助患者共同康复?"以及其他与高血压康复有关的医学内容。

2. 谈"看病"　这是容易被忽略的第二层。从广义的角度来说,"看病"是指所有与就医有关的内容,这不仅包含就医的流程(例如,骨折患者打石膏后还要拍片子明确复位情况,很多患者会误以为是重复检查等),还包括各种与就医有关的制度(例如,门诊和急诊的区别等)、法规(例如,遗体捐献管理条例等)、政策(例如,医疗保险的使用等),以及各种就医指导(例如,如何叫救护车等)。

以胸痛患者的就医为例。首先患者需要了解的是应该去哪里就诊,门诊还是急诊,门急诊各自开放的时间(就医制度);患者疼痛难忍,无法自行就医,如何呼叫救护车,如何在专业急救人员到来前自救与他救(就医指导);患者抵达医院,匆忙中没有带医保卡,如何在没有医保卡的情况下就医,如何在事后去医保局报销(就医政策);患者就诊后,医生判断患者不仅需要做心电图、拍胸部X线片,可能还需要抽血化验(就医流程);医生最终诊断患者为气胸,经治疗后患者好转,但是怀疑患者的疾病可能与工作环境中有大量粉尘而导致的矽肺有关,为了明确是不是矽肺,患者需要按照《中华人民共和国职业病防治法》的要求去指定机构进行鉴定与明确(就医相关法规)。从整体来看,以上病例所涉及的每一部分都是医学传播需要传播与普及的内容。

对于这一部分知识的缺失,有时候会是致命的。曾经有一个真实的案例。

一位有冠心病病史的患者在心肌梗死发作时第一时间拨打了120急救电话，120救护车也及时发车，但最终却因为一个细节的忽视，耽误了最佳抢救时间。原来，这位患者刚刚搬家到了一个实行"人车分流"的新小区，但在电话中患者提供的地址是行人入口，而非车行入口。黄金救援时间是容不得重新找入口这几分钟耽误的。在传播"看病"的知识中，不仅可以帮助普通大众熟悉就医流程，减少就医的等候时间，还可以帮助民众掌握很多就医的技巧。

3. 谈"看待病"　也就是传播医学科学思想，弘扬医学科学精神，这是医学传播的最高层次，但通常又是最容易被忽视的部分。让公众用科学的眼光看待医学的局限性，从而建立良好的医患信任，合理配置社会医疗资源。比如抑郁症，很多人认为是洪水猛兽，甚至把抑郁症当成是精神分裂，也有人认为抑郁症只不过是无病呻吟、闲得发慌、没事找事的象征。这两种观念其实都是错误的。抑郁症是一种非常常见的心理疾病，需要人们给予一定的重视与关怀，也需要必要的心理及药物治疗，如果没有及时识别和介入，有可能带来严重的后果。这其中的认识偏差就是医学传播需要普及的内容。

再比如晚期肿瘤，很多人一旦被医生告知得了晚期肿瘤后，就会放弃任何治疗，或者还有些人会不惜一切手段四处求医，甚至倾家荡产只为延续生命。其实，在现代医学中，有一种"带瘤生存"的理念，即你可以把肿瘤症也看作一种类似高血压、糖尿病的慢性病，对于那些已经是肿瘤晚期，没有积极治疗手段可能的患者，可以做到与肿瘤共存，仅仅对症治疗，舒缓患者的症状，减轻患者的痛苦。对于那些疾病终末期的患者可以进行临终关怀。一方面在身体上，尽量减轻患者的病痛，一方面在心理上，帮助患者及其亲友减少恐惧、不安，做好患者即将离开的准备。

在如何"看待病"上，既需要运用医学知识，还需要体现更多的人文精神，如著名的美国医生特鲁多的名言中所说，"有时治愈，常常帮助，总是安慰"。医学并不是万能的，医生也不是万能的，即使当今的医学已经发展到分子水平，仍然有很多疾病是不可治愈的。但是医学传播可以帮助人们正确与理性地看待疾病，认识生、老、病、死的自然规律，从而选择最恰当的治疗与处理方式，合理地应用医疗资源。

四、通过什么渠道(which channel)传播

医学传播的途径包含了人类信息传播的所有方式。从医护人员与患者及家属的面对面交流,到社区医学传播活动,再到大众媒体以及新媒体、自媒体平台的使用,医学传播按照不同目标受众的特点有针对性地利用各种传播渠道,实践着全媒体的传播模式。简单地说,从患者就诊后医生与患者在诊室的沟通,医务人员在医院、社区举办的各种健康讲座,报纸、广播、电视中医务人员的医学养生及保健类刊目、节目,以及医务人员及医院开设的微信、微博、抖音、快手等公众号,都是医学传播的渠道及模式。

值得一提的是,除传统的政府倡导下的医学科普途径外,今天的医学传播充分利用网络传播的优势,对"互联网+科普"模式进行积极探索。自2010年以来,医学健康类微博公众号、微信公众号、抖音号、快手号等如雨后春笋般成长起来。以新浪微博为例,很多认证为专业医务工作者的个人微博,如"急诊科女超人于莺""协和章蓉娅"等拥有百万级的粉丝数,发布的医学信息受到广泛关注。然而,自媒体平台也成为医学伪信息与谣言的重灾区,各式各样打着健康信息旗号的消息广为流传,给人民群众的健康和财产带来危害。自媒体平台健康养生信息的泛滥和健康知识的传播活动相去甚远,这样所谓的健康传播,实则是包装为健康信息的内容营销方式的兴起。需要引起重视的是,很多自媒体健康养生平台的背后并没有专业医务工作者的支撑,传播内容的质量也得不到保证,这与医学传播理念是相悖的,通过自媒体平台的医学传播应当是严谨的、传递准确的医学知识的,而非那些一般意义上的自媒体平台所需要的轰动效应及赚钱效应。从医学传播对于传播主体的定位也可以看出,缺乏专业医务工作者支撑的自媒体传播不能算是真正意义上的医学传播,而是一种伪医学传播。如果没有监管网络平台,传播一些不实的医学内容,对于普通大众的危害是极其巨大的。

有趣的是,在传播途径中,传播技巧也是非常重要的一部分。很多非常权威的医生,治病技术相当高超,却未必是一个很好的医学传播者,常常是专家在台上慷慨激昂,群众在台下呼呼大睡。究其原因,可能与传播技巧与传播方式

有关。在医学传播领域,由于主体是医务工作者,常常容易忽视传播的对象并不是具有医学知识的同行,而是没有医学基础的普通大众,在传播的时候经常会运用非常专业拗口的术语,这些内容对于同行来说可能是受益匪浅,但对于普通大众来说可能难于天书。因此,对于普通大众应当应用比较容易理解的词汇结合适当的比喻,才能达到较好的效果。比如,在对民众进行心脑血管知识的传播时,如果告诉他们需要预防"脑卒中",很多人会不知所以然,而换用"中风"两个字后,他们就会容易理解。再比如,WHO以及中国居民膳食指南中要求每天的食盐量不超过6克,如果我们在传播的时候仅仅告知民众不能超过6克,很多人听过也就算了,因为他们在烹饪时不可能做到拿着计量器去计算食盐量。而换一种方式,告知民众,哪些食物或者调味品中含有隐形的盐分,如何降低食盐的摄入,这样的传播,效果就会好很多。

同样,在医学传播的主题上,有时也需要有一定的润色,比如两本内容一样的关于进行家庭护理教育的书籍,一本书名为《家庭护理知识》;另一本书名为《80天变身护理达人》,显而易见,后一种更容易受到普通大众的欢迎。前者会有很多人认为是针对专业护理人员的书籍,而根本不会关心这其实是一本给普通人看的护理科普方面的书籍。由此,我们可以看出适当的传播技巧对于医学传播是有正面促进作用的,科学、规范的医学知识传播理应有较广的受众人群,那么通俗、易懂、一定的技巧也是需要的。

五、传播具有怎样的效果(what effect)

医学传播首先是以科学性和传播性作为两大效果评估指标,旨在向大众普及医学知识。这种传播不仅仅在于受众多寡,更在于通过传播,是否真正改善了公众健康指标,形成了健康生活行为,或者是尽可能弥补了医患之间的信息差距,并最终合理配置了医疗资源。例如,由东方卫视拍摄的急救纪实真人秀节目《急诊室故事》,率先使用了固定摄像头的拍摄方式,全方位无死角地拍摄医院急诊室发生的故事,情节与人文结合,再配以专家解读。节目播出后很多观众评价"直抵人心""终于了解医生了",该医院急诊的患者投诉率大幅下降。这要归功于纪实的拍摄方式,使观众跳出了自己的就医体验,从客观角度重新审视医患关系,实现了人与人之间的互信,推动了社会主义社会的正能量传播。

当然,科学性不仅仅是内容的科学,更有选题的科学,根据不同的时间、地域、目标人群或是具体公共卫生事件等做科学选题,因地制宜、因人制宜,而非千篇一律。以目标人群为例,在中小学生中做有关"高血压、高血脂、高血糖"防治的科普,显然并不合适,因为中小学生并不是这些疾病的高危人群。而由于中小学生处于生长发育阶段,如果改为"如何预防近视眼""如何合理营养""如何预防肥胖"或者"如何度过青春期",那就是非常适合的主题了。以地域为例,如果在四川省做"当海啸来临时如何自救与他救"的科普是十分可笑的,因为四川是内陆地区,并没有海洋。但是四川是地震高发区,历史上有过多次地震,如2008年的汶川大地震。如果在四川省做"当地震来临时如何自救与他救",那受众面就十分宽泛,是一个很好的选题。以时间为例,各种疾病在不同的时间段发病率也有所不同,比如夏季是消化道传染病高发季节,而冬季是心脑血管疾病高发季节,医学传播应当契合时机进行。如果在冬季做"防范中暑"、夏季做"防范冻伤",一定会观者寥寥。而如果顺序互换,那就会有很好的效果。再以具体公共卫生事件为例,每年冬春季节,都是流感高发季节,这一时段各大医院的呼吸科、感染科、小儿科都是人满为患,于是,在这个时候,很多的医务人员及媒体开始做"如何预防流感""得了流感后应当如何诊治"的科普讲座,受到了广泛关注与欢迎,对于最终控制流感的流行,也起到了积极的作用。

医学传播除了以科学性和传播性作为效果评价指标,更重要的应该是有效性,只有有效性才能真正评价医学传播的效果。比如说,通过传播,其受众的健康科学素养水平有无提高,相关健康指标有无改善,特定疾病的发病率有无降低等。也就是说,医学传播所关注的并不在于短期内的受众人群有多少,而在于经过不断传播与普及之后,人们能够真正地改变行为和生活方式,逐步向更健康化的方向发展,并最终达到降低疾病发病率、致残率和死亡率的目的,实现全民健康促进的目标。从这一点来说,医学传播所要达到的效果类似于《黄帝内经》中的"上医治未病",也类似于现代医学中所提到的疾病的"一级预防",功不在当下,在于千秋。

(徐仲卿)

第二节

案 例 分 析

这一节,按照第一节中所介绍的医学传播5W模型,做一些具体的案例分析。

某团队拟到某地进行医学传播,该团队人员中包括医生、护士、营养师、康复师等。在进行医学传播之前,该团队做了调研,发现该地两个最大的社区A和B的人口学特征、疾病谱等不尽相同。A社区以老年人为主,他们退休前职业多为普通劳动者,文化程度不高,高发疾病是常见的慢性病,比如高血压及脑卒中;B社区以中青年人口为主,他们多为计算机及互联网行业、从业者,文化程度较高,常年加班及熬夜,运动较少,有较多人处于亚健康状态。

按照初步调研的结果,该团队按照5W模型为两个不同的社区设定了不同的医学传播方案。

一、A社区医学传播方案

(一) 谁(who)来传播

传播主体为该团队的专业医务工作者。鉴于团队中每个人的专长不同,应按照其专长来设定传播的内容。医生应专注于医学相关知识,护士专注于护理相关知识,营养师和康复师也应专注于各自擅长的营养和康复相关知识。

(二) 向谁(to whom)传播

传播的目标人群为A社区的所有民众,包括众多的老年人,以及他们的亲属。这其中,有已经患有慢性病的老年人、有各种危险因素但还未患病的老年人口,以及相对健康的老年人。

(三) 传播什么(what)

由于A社区的疾病谱以常见的慢性病高血压和脑卒中为主,按照传播内容

的三个层次定位传播内容:

1. 病 与高血压和脑卒中相关的一系列预防、保健、康复知识。其中,医生重在介绍与高血压和脑卒中有关的医学相关知识;护士重在介绍与高血压和脑卒中有关的护理相关知识;营养师重在介绍高血压和脑卒中需要注意的营养相关知识;康复师重在介绍高血压和脑卒中患病后康复阶段需要知晓的相关知识。

2. 看病 患有高血压、脑卒中的患者需要多久复诊一次,随访频率是多少及间隔时间是多少;如何快速地预约相关医生及门诊;如何预约康复治疗等。

3. 看待病 教导患者正确地认识高血压和脑卒中,疾病既不是洪水猛兽,也不能忽视,需要客观对待。尤其是脑卒中后所导致的肢体功能障碍、生活自理困难,可能打破患者原有的生活方式,给其带来巨大的情绪困扰,需要引导其客观地认识疾病,帮助其尽可能地恢复部分功能,回归社会。

(四)通过什么渠道(which channel)传播

由于面对的目标人群以老年人为主,其对于电脑、手机、新媒体的熟识程度较低,传播渠道以传统的诸如科普讲座形式为宜。

(五)传播具有怎样的效果(what effect)

长期效果方面,希望该社区人群的高血压、脑卒中患病率有所下降;短期效果方面,希望该社区人群对于高血压、脑卒中的知晓率、治疗率有所上升。

二、B社区医学传播方案

(一)谁(who)来传播

传播主体为该团队的专业医务人员。

(二)向谁(to whom)传播

目标人群为B社区的所有民众,包括众多的中青年人及其亲属。其中大部分是处于亚健康状态的人群,包括已经具有危险因素但还未得病的人群、部分已经患有一些疾病的人群以及目前处于健康状态的人群。

(三)传播什么(what)

由于B社区多为中青年人,多处于亚健康状态,按照传播内容的3个层次定位传播内容:

1. **病**　由于这些中青年人大部分处于亚健康状态,因此,可介绍中青年人中比较常见的疾病相关预防、保健知识。

2. **看病**　中青年人应该多久进行一次体检;如何预约体检;如何查询体检机构的资质等。

3. **看待病**　客观看待亚健康状态。适当调整工作与生活节奏。

（四）通过什么渠道(which channel)传播

中青年人群,且以互联网从业者为多,对于互联网、新媒体的接受程度较高,可以更多地考虑以新媒体、短视频等形式进行传播。

（五）传播具有怎样的效果(what effect)

长期效果方面,希望改变这些中青年人群不健康的生活和行为方式,减少慢性病等疾病的发生;短期效果方面,希望增加他们对于健康的生活和行为方式的知晓率、践行率。

（徐仲卿）

················· **思考题** ·················
试用5W模型设计一个科普方案。

第四章 医学科普文章写作

教学目标
1. 熟悉医学科普文章写作目的和要求。
2. 掌握医学科普文章写作方法。

第一节
医学科普文章写作目的

一、科普文章的内涵

进行科普时,科学信息的传播首先离不开科普创作。科普创作是把科技知识、科学技术、科学方法、科学思想和科学精神以某种体裁呈现给公众的一种创造性劳动。科普创作的过程,必须是创造性的,而非"复制粘贴";必须是有创新性的,而非"陈词滥调"。科普内容的体裁多种多样,包括科普文章、科普图书、科普小说、科普挂图、科普漫画、科普动画、科普广播、科普小品、科普剧、科普影视、科普展品、科普教具、科普玩具、科普游戏等。

科普文章是面向大众的、以科学技术知识为题材、用通俗易懂的语言、采用生动有趣的方式写成的文章。与科普创作的本质相同,科普文章写作的目的是通过文字把当前的科学知识、科学技术、科学方法准确地记载和呈现,使之成为可以被公众广泛理解、接受并传播的知识,进而帮助公众培养科学思维、形成科学方法,同时还可使公众体会、感悟科学思想和科学精神,甚至与科学家的科学态度、科学作风产生共鸣,最终提高公众的科学素养。

二、医学科普文章写作的目的

科普文章是使用范围最广、适用场景最全也最便于传播的科普体裁,其中医学科普文章作为使用最早、使用范围最广的医学科普体裁，早在100多年前就已有相关记载。清朝光绪二十九年（1903），杭州广济医院就编著了《佚医浅说》（*Till the Doctor Comes*）的科普著作，用以教育公众在医生到来之前如何对各类病症进行自我处置。1909年，长沙城内暴发白喉，雅礼医院胡美院长制作了"白喉广告"，采用简单的文字辅以图片对白喉防治的知识进行科普，对当时白喉疫情的防控起到了积极的作用。1926年，杨济时、朱季青、贾魁等成立了丙寅医学社，并创办了通俗医学读物《丙寅医学周刊》，向广大人民群众宣传普及近代的医学卫生常识；当时的《北平世界先驱报》《新中国》和《大公报》等报刊也均转载了《丙寅医学周刊》中的内容，对促进医学改革、"唤醒近代中国民众的'卫生觉'"发挥了重要作用。1928年，北京协和医学院主办了《协医通俗月刊》，其中所谓"通俗"亦指科普；1944年，陕甘宁边区新华书店出版的大开本科普书《怎样养娃》，以文字结合大幅插图的形式呈现内容，通俗易懂。1948年，上海医界人士创建了《大众医学》杂志，该杂志"传播健康七十余载"，至今仍致力于医学科普事业，对我国医学科普的发展作出了重要的贡献。

由此可见，医学科普文章写作，本质上就是通过文字的方式，把与当前医学模式或医学观相符的医学科技知识、科学方法以及融于其中的科学思想和科学精神，以便于理解、接受的方式传播给普通大众，进而实现普及医学知识、提高公众健康水平、普及健康生活方式、增强公众身体素质、提高健康意识的目的。

公众的健康素养也会影响医学科普信息的传播与普及；而健康素养是指个人获取、理解基本健康信息和服务并运用这些信息和服务来维护和促进自身健康的能力。因此，医学科普文章写作还应以提高公民健康素养为目的，从而为建设健康中国服务。

（潘龙飞）

第二节

医学科普文章写作要求

一、医学科普文章写作的基本要求

科普作为科学信息传播的模式以及社会、经济、科学、人文发展的产物,不仅是一种社会现象,而且也是一种社会教育。科普是以时代为背景、以社会为舞台、以科技为内容,利用各种传媒,以浅显、通俗易懂的方式,把人类在认识自然和社会实践中产生的科技知识、科学技术以及从科学实践中升华出来的科学方法、科学思想和科学精神进行传播,使公众能够对科学有一个基本的了解和整体的认知,能够理解和接受科学的基本核心理论和观点,能够辨别伪科学、假科学,进而树立正确的世界观、人生观和价值观,从而促使公众科学文化素养持续提高的方法。医学科普同样如此!

在进行医学科普文章写作时,应确保文章满足以下基本要求。

(一)科学性,是医学科普文章的本质

科学性不仅是医学科普文章有别于其他题材文章的重要不同之处,也是作者在进行医学科普文章写作过程中必须坚持的首要原则。科学性不仅是对选题的要求,也是进行案例选定、支撑证据(文献)组织以及文章撰写的标准。文章中所提到的内容均应是确证的、经过作者亲自检验核查的、具有充分支撑证据(文献)的,需有凭有据,坚决不可道听途说、复制粘贴。否则,文章将变得一文不值,更有甚者将成为"谣传"的来源。

(二)通俗易懂,是医学科普文章的基本属性

由于面向的读者(或信息传播的受众)不同,有别于专业论著的学术性和复杂性,在医学科普文章中所呈现的内容需要是通俗的、易于被读者理解掌握且可通过读者进一步传播的。尤其在目前国内医疗知识普及程度亟须提高、医患之间知识差距较大的形势下,更加要求作者能够全面、深刻地掌握并理解自己所要科普的内容,随后化繁为简、化深奥为通俗,采用简单的语言代替专业化的

词汇,进而把所要科普的内容准确地呈现给读者。否则,如果读者无法理解文章所要传递的内容,医学科普文章的创作就失去了意义。另外,值得注意的是,通俗不等于庸俗,切忌哗众取宠。

（三）生动有趣,是医学科普文章的外表

科学是严谨的,但如果以撰写专业论著的"文风"去撰写医学科普文章,可能会使读者感到"食之无味",甚至"味同嚼蜡"。如果无法吸引读者,那么医学科普文章的"科学性"与"通俗易懂"将无用武之地。然而,假如能够设置新颖独特的题目,则有可能达到"吸睛"的目的;假如能够组织有趣、生动的语言,再配以适当的插画等,则可进一步提升读者的阅读兴趣。另外,如果作者能够深耕文采,努力提高自身的文学素养,那么,呈现在读者眼前的将不仅仅是一篇医学科普文章,还将是一部优秀的文学作品。因此,在撰写医学科普文章时,新颖独特的题目、生动有趣的语言,将可能引读者"入胜",进而使医学科普的效果事半功倍。

（四）思想性,是医学科普文章的灵魂

医学科普的目的不仅是传播医学知识、医学科学方法,还在于通过传播医学科学思想、医学科学精神和医学科学道德,促使读者认识医学、认识自我,从而提高读者的健康素养。医学科普文章的思想性应该是内敛的,就如人的灵魂,只有拥有了积极、睿智且深刻的思想,才能使灵魂的承载者变得更有魅力、更有感染力,才更加容易使读者产生共鸣。

（五）可传播性,是医学科普文章得以"实现自我价值"的必备条件

科普文章、漫画等都是印刷在纸面上的文字或图画,即使语言再生动、画面再幽默,但纸面上的文字与画面依旧是"死"的;即使是会"动"的动画或影视剧,如果缺乏传播性,受众面将依旧受限。现代科普离不开发达的传媒,科技传播是当代科普的重要途径和手段,尤其伴随新媒体如微信、微博、抖音等的广泛应用,科普也插上了会飞的翅膀,信息的传播范围更加广泛、及时且方式更便捷。因此,在进行医学科普文章写作时,除了要围绕内容及"思想性"进行规划,还要提前针对传播载体的格式要求(如标题字数、是否可设置副标题、内容字数、图片数量、是否可插入音视频等)进行适配。

二、医学科普文章写作的内容要求

1980年,钱学森在阅读《科普学初探》后曾指出,"我们要认识客观世界和改造客观世界,科普就不能只限于自然科学知识的普及""提高整个现代科学技术的知识水平是我们科普的任务,现代科学技术就是从人认识世界和改造世界而来的"。也就是说,科普不仅需要普及现代科学技术知识,还需要普及正确的世界观。

2007年,我国科普学奠基人周孟璞在其《科普学》一书中提到,科普是指"以通俗化、大众化和公众乐于参与的方式,普及科学技术知识和技能、倡导科学方法、传播科学思想、弘扬科学精神、树立科学道德,以提高全民族的科学文化素质和思想道德素质"。2012年颁布的《中华人民共和国科学技术普及法》则正式规定:"本法适用于国家和社会普及科学技术知识、倡导科学方法、传播科学思想、弘扬科学精神的活动。"2016年制定的《科普资源分类与代码》国家标准指出,科普是"采取公众易于理解、接受、参与的方式,普及科技知识、倡导科学方法、传播科学思想、弘扬科学精神的活动"。另外,2021年国务院印发的《全民科学素质行动规划纲要(2021—2035年)》也明确提到:"公民具备科学素质是指崇尚科学精神,树立科学思想,掌握基本科学方法,了解必要科技知识。"因此,医学科普文章的内容不仅要包括医学科学技术知识,还应包含科学方法、科学思想及科学精神。

进行医学科普文章写作时,在科学方法方面,应注重传播能促使公众理解医学基本知识、医学研究基本方法和一般过程的内容,从而增强公众辨别伪医学、假医学的能力;在科学思想和科学精神方面,可以适当介绍医疗工作及医学科研工作的行业规范,并注重体现医护人员进行医疗操作、医学科研工作者进行科学探索和科学研究时所秉承的职业道德与科学精神。另外,医学科学作为一个复杂的社会工程,不仅对社会的发展具有重要的作用,而且还直接影响社会的稳定。因此,进行医学科普文章写作时应注重促使公众了解医学与社会的关系、了解医疗体系和医学科研体系的特点、了解基本的医疗政策及自身的社会角色,进而鼓励、指导公众去参与医学科普活动,并且促使公众发挥对医疗体系建设以及医学科学发展的监督作用。

另外,需要指出的是,虽然随着科学技术的进步和人类对自身生命过程认知的发展,人类医学模式或医学观历经演变,医学科普的内容也将随之不断演变,但医学科普的内容应始终包含对健康和生命价值的判断、对健康和疾病关系的理解、对健康和疾病的归因与解释、对健康和疾病的反应、对疾病的预防和应对以及对预后的估计,从而在普及医学和健康知识的同时,传播与社会、科技发展程度相契合的医学科学方法、科学思想和科学精神,最终促进全民健康素养和科学文化素养的整体提升,促进社会和谐、健康发展。

三、医学科普文章写作的其他要求

选题科学、研究方法正确、证据确凿、论证方法合理是一篇优秀医学科普文章的基础,随后通过简洁、通俗易懂但准确且不乏趣味性的语言把所要传递的信息呈现出来,最终方能成为一篇有广泛传播潜质且能被大众接受的医学科普文章。

(一)在医学科普文章的创作过程中的要求

(1)在撰写文章时,需关注读者的知识水平,关注读者的心理状态,学会换位思考。

(2)既要语言凝练准确,还需避免"说教";可以"主题事件化,事件故事化",但不能写成"病例报告"或者"医患谈话"。

(二)进行医学科普文章写作时注意

(1)尽可能引导公众认识、理解、"欣赏"医学。

(2)秉持公正、客观的态度以平等的姿态进行科普,既不能挑拨医患矛盾,还要避免使医学过度崇高化。

(3)避免使医学负载过多的道德使命,更不能道德绑架。

(4)值得重视的是,医学科普是公益性的,在《中华人民共和国科学技术普及法》第四条中也明确指出:"科普是公益事业,是社会主义物质文明和精神文明建设的重要内容。"所以,在进行医学科普文章写作时需坚持非营利性的原则,不能以营利为目的,不能"捎货带货",更不能夸大事实、虚假科普。

综上所述,要使毫无医学背景的读者对一篇医学科普文章感兴趣,作者还是要经历一番"绞尽脑汁"的创作过程才能实现"妙笔生花"的。正如著名医学科普作家杨秉辉所说:"学术论文代表学术水平,科普文章代表作者服务民众的能力,两者有关,但并不等同。"因此,我们要"用心"才能写出好的医学科普文章。

(潘龙飞)

第三节
医学科普文章写作方法

一、医学科普文章创作的一般流程

科普文章是使用范围最广、适用场景最全也是最便于传播的科普体裁。科学严谨、结构合理却生动有趣的医学科普文章,也可用于改编成其他科普体裁,如漫画脚本、小品及影视剧剧本、科普小说等。图4-1列举了依托互联网大数

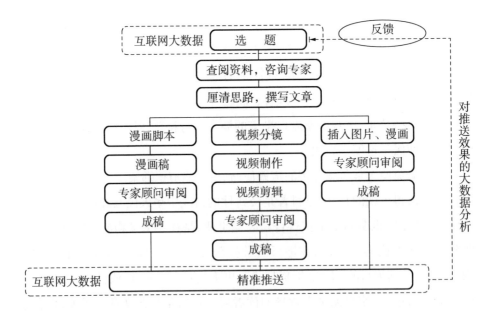

图4-1　医学科普文章创作的一般流程

据进行医学科普文章写作及医学科普文章改编的一般流程,以供参考。

二、选定主题,确定医学科普写作的目标和内容

如果进行医学科普文章写作的目标是"原创性",是推广新的医学科技知识、方法或思想,则需要广泛查阅文献资料,选择尚无人写过的主题,进而确保创新性。如果医学科普文章写作的目标是为了广泛传播、推广甚至"圈粉",那么就要明确公众的关注热点以及公众对科普知识的需求情况,选择潜在受众面较大的主题、方向。因此,作为作者,首先需要明确自己进行医学科普文章写作的初衷,随后在自我与受众之间权衡。如果最终选择推广新的医学科学知识、方法或思想,则可基于自己的医学专业知识查阅文献资料、查新,或者咨询专家;如果选择文章的广泛传播度、推广度及"圈粉",则可采用"蹭热点"的方法确定主题、方向。

进行医学科普文章的选题,除了通过相关网站、社交平台、新闻应用程序、电视新闻等了解紧扣社会热点的话题或重大社会新闻,也可充分利用网络大数据用于筛选主题。通过百度指数、微信传播指数(WCI)、微博热点以及各种新媒体后台的数据分析功能,可以较为容易、直观地获取公众的搜索热点(搜索指数)、需求图谱、资讯指数、人群分布特点(地域、年龄、性别等)以及兴趣分布等数据,随后可依据数据分析结果,针对目标受众的搜索热点、需求情况并结合地域、年龄、性别等信息,进行"目标导向式"的科普题目设计和内容设计,以"适配"目标受众的特征以及对科普信息的需求。

三、查阅文献资料,确保科普内容的科学性

紧跟官方渠道信息,不信谣,不传谣。依据本身的专业知识,或在专科医护人员、医学科研工作者或相关卫生健康等领域专家的指导下,精准查阅文献资料。另外,权威信息、教科书、专家共识和(或)诊疗指南、治疗标准等是确保医学科普科学开展的基本保障。

四、巧妙设置简洁、复合型标题

一个好的标题能达到"吸睛"的目的。因此,医学科普文章的标题,既要通俗易懂还要新颖独特,既要简短还要符合读者对健康科普知识的心理需求。

例如,《"左眼跳灾,右眼跳财"真的是这样吗?》《"鬼饭疙瘩"100问》《睡觉也能把头磕破么?》《"躺平"有弊无利》,在以上这些医学科普文章的标题中,作者通过设置"悬念",成功吸引了读者的注意力。例如,《春节前,一场消化器官间的云会议》《夏日来袭,有人把胃当冰箱?"雪糕自由"应科学实现》,作者通过设计这些非常"应景"的标题成功获得了来自读者的"流量"。另外,在设置标题时,也可适当采用复合型标题:主标题"负责"吸睛,副标题则补充说明核心内容。

图4-2是"大医小护"公众号发布的另外一些医学科普文章的标题,如《不做有"痔"之士》《谁正在失眠?》《耄耋老人竟查出梅毒阳性》《为啥"老鼠过街,人人喊打"呢?》,并且均配套了与标题、主题相符的图片,为文章"增了彩"。

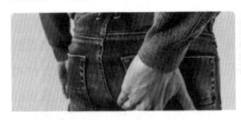
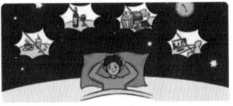
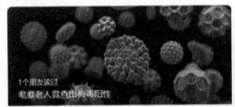
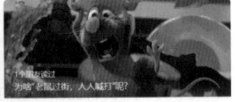

图4-2 医学科普文章标题实例

五、厘清思路,确保科普形式、内容设计的科学性

由于我国公众的健康素养仍有待提升,现实中不乏各种不健康的生活习惯和行为,各种养生谣言、骗局也层出不穷、此消彼长,而普通公众的健康素养以致话题体系又与医护专业工作者或医学科研工作者处于不同维度。因此,在撰写医学科普文章前应厘清思路,确定并梳理好资料与内容之间的关系,随后整

理语言、进行有的放矢地科普。同时,在进行医学科普文章写作时,还应重视对传播方式的充分、合理应用。如在科普文章中适当增加图片、漫画甚至动画、视频等,继而增强文章的贴近性和指导性。

另外,国内外科普与科学传播的理论与实践已经表明,科普与科学传播具有中心广播模型、欠缺模型、对话模型(也叫民主模型)等3种典型模型,而目前国内医学科普信息的传播模式大多为单线传播,缺乏有效的沟通和对话。胡莲翠等学者通过问卷星调查证实,目前我国医学科普信息的传播方式存在"科普形式单一,不够新颖""公众参与度低""辟谣和传播科普信息不够及时"等诸多问题,因此,导致国内医学科普的效率较为低下(图4-3)。所以,在进行医学科普文章写作及通过新媒体渠道进行推广传播时,还应注意采用沟通、对话的方式提升公众的参与度,继而提高医学科普的效率。

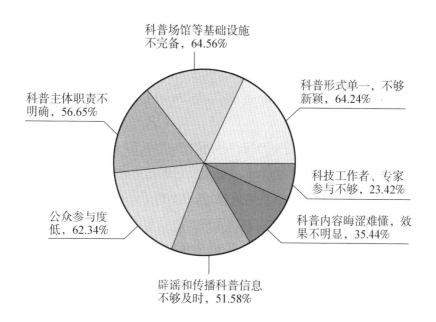

图4-3　应急科普存在的问题

图片来源:胡莲翠. 突发公共卫生事件中应急科普作用研究[D]. 合肥:安徽医科大学, 2016.
DOI:10.7666/d.D01025731

六、串联想法,撰写文章

在撰写文章时,首先需满足医学科普文章写作的基本要求,随后将已整理好的思路进行整合。如果以思路为线索,将"主题事件化,事件故事化",设置"场景"、引入"故事",就可以通过对故事环境、人物心理等细节的刻画充分发挥语言的粘贴作用,可以发挥更加意想不到的医学科普效果。

依据互联网大数据,分析对某关键词有兴趣的目标受众的人口学特征,并结合微信公众号、抖音等新媒体的后台数据,制订针对地域、年龄、性别、科普需求的"精准科普"。随后,也可依据上述数据,利用相关新媒体平台对特定人群进行科普文章的"精准推送"。

七、范文

以下为两篇优秀的医学科普范文,以供参考:

(一)范文一

这类疾病尤其偏爱产后女性,有这些小症状的一定要重视了!

作者:朱瑛璞,侯雨阳

图文来源:https://mp.weixin.qq.com/s/AjDhrzeYbsjdZHbOR5p9VA,2019-11-08/2023-02-13

豆丁妈妈在2个月前刚生产完,身体情况一直还不错。本以为再休息休息就可以回到工作岗位了,可是最近,她感觉自己的情绪出现了问题。一开始,她总是紧张焦虑,经常因为一点小事就烦、气得不得了。就好像自己心头坠了一块铅一样,看什么事、想什么事都是沉重的。再后来,家里人又发现她变得十分冷淡,反应也很迟钝,要么叫了不搭理,要么问话懒得答……

难道是得产后抑郁了?!

追问病史后,建议她进行甲状腺功能检查,结果发现根本不是"产后抑郁",她,其实是得了这个病——产后甲状腺炎!

产后甲状腺炎,别看这名字挺陌生,它可是产后最常见的甲状腺疾病!平均每10个产妇里面就会有1个。它会让"甲状腺激素"坐上过山车,一会儿高(甲亢),一会儿低(甲减),再一会儿又变正常了(图4-4)。

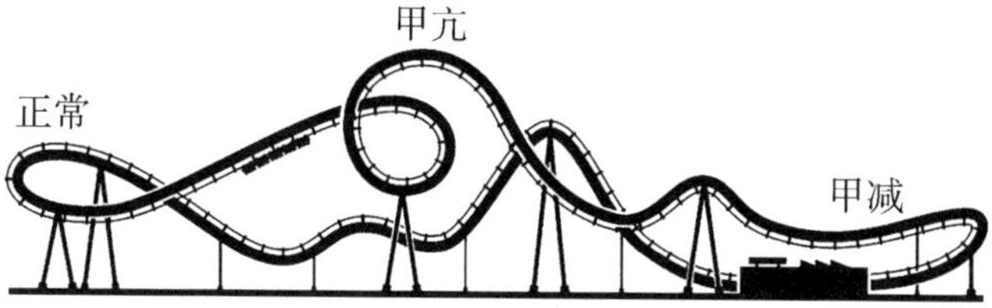

图4-4　产后甲状腺炎状态

这"过山车"一样的甲状腺激素水平波动,会导致情绪及精神心理异常,因此常常被误诊为产后抑郁。美国甲状腺协会《妊娠及产后甲状腺疾病诊治指南》建议,在产后出现抑郁症状的女性,都需要进行甲状腺功能的筛查,检查"抑郁"是否由产后甲状腺炎引起。同时,因为甲状腺激素水平的波动,患上产后甲状腺炎的宝妈,往往也在甲亢和甲减中苦苦挣扎……

这讨厌的"产后甲状腺炎"为啥也会带来甲亢或甲减?

其实,是这么回事。我们人体中的"护卫军"——免疫系统,本来是负责攻击外界进入人体的细菌、病毒等侵略者的。但是,种种原因,这支军队开始"窝里横",把甲状腺当成了"敌人",开始了一波波的攻击。一开始,免疫系统会破坏甲状腺滤泡,打劫出其中的"甲状腺球蛋白"。

甲状腺球蛋白出来后,会发生"破裂",让大量的甲状腺素T_4和三碘甲状腺原氨酸T_3被释放到循环中。

T_3、T_4出来后,会举办一个大派对,到处捣乱,让整个甲状腺功能持续亢进,出现甲亢。

不过,由于甲状腺滤泡被"殴打受伤",导致"工厂停业",甲状腺球蛋白的"产量不足"。所以过不了多久,甲状腺球蛋白就会被耗尽,甲亢状态也持续不了多长时间。最终反而出现了甲减……

刚才被殴打的"甲状腺滤泡"凭借着顽强的意志,趁着免疫系统的这波攻击过去后,开始再生并重新开始生产甲状腺球蛋白,让甲状腺功能恢复正常。

这一系列"斗争",最终导致整个"产后甲状腺炎"的发病过程里,甲亢、甲减都有可能会出现,让患此病的宝妈叫苦连连……

产后甲状腺炎的症状大致可以分为3类。

1. 单纯一过性甲状腺功能亢进 在发患者群中占20%~40%,临床表现为心慌、手抖、怕热、多汗、紧张焦虑、烦躁、易激惹。在甲亢期,甲状腺功能检查提示血清游离T_4和T_3浓度偏高或为正常高值,同时血清促甲状腺激素(TSH)浓度降低。

2. 单纯一过性甲状腺功能减退 在发患者群中占40%~50%,临床表现为怕冷、乏力、食欲减退,伴便秘、反应迟钝、淡漠。在甲状腺功能减退期,甲状腺功能检查提示血清游离T_4浓度偏低或为正常低值,而血清TSH浓度升高。

3. 一过性甲状腺功能亢进→甲状腺功能减退→恢复 在发患者群中占20%~30%,心慌、手抖、怕热等症状先发生,怕冷、乏力、食欲减退等症状后发生。

以上症状通常较轻微。

大多数女性在产后1年内甲状腺功能可恢复正常。但也有一些女性无法从甲状腺功能减退期恢复,因而发生永久性甲状腺功能减退或甲状腺肿。

产后甲状腺炎的发生率如此高,需不需要产后立刻检查?

如果你没有相关特异性症状或体征(比如心慌、手抖、怕冷、乏力、烦躁不安、甲状腺肿大等),通常不需要在产后进行甲状腺功能检查。但是,如果你是以下"患产后甲状腺炎风险高"的女性,应在产后3个月和6个月进行甲状腺功能的检查:患有1型糖尿病的女性;有妊娠后、产后患甲状腺炎的病史;在妊娠早期存在高浓度的血清抗甲状腺过氧化物酶抗体(TPO-Ab)。

如果你在产后出现了这些情况,也要尽快进行甲状腺功能的检查哦。

我深深地觉得,孕期有甲状腺疾病的宝妈,简直就是在闯关啊!这些甲状腺疾病,从孕前到产后无孔不入,给本就不易的孕期,又平添了许多烦恼……但希望你永远不要放弃,疾病能把人的身体击倒,但不能把人的心灵击垮,保持良好的心态,积极地随访复查,是治疗任何疾病中,不起眼却至关重要的环节!

关关难过,我们陪你,关关过!

点评:本文通过"设置"的故事进行了关于产后甲状腺炎的科普,不仅语言通俗易懂且风趣、幽默,而且还采用了有趣的插画,篇幅虽长,却让读者看得津津有味。

（二）范文二

心"碎"了,人还有救么

作者:殷美静,裴红红

文章来源:https://mp.weixin.qq.com/s/ppr1_ze-h7sQutTfSWbCoQ, 2018-09-03/2023-02-13

刘女士是一位中年外企白领,平时工作忙、压力大,偏偏最近她最好的朋友刚过世,因此心情非常低落。这天工作时上司又因为一点小问题借题发挥,刘女士越发伤心。没一会儿竟然开始感觉前胸疼痛,呼吸急促,到医院检查以后,医生说她得的是"心碎综合征"。刘女士吓坏了:心脏怎么能碎呢? 心都碎了,人还有救么? 医生让他不要紧张,然后开始为她解释起来。

何为"心碎综合征"

心碎综合征(broken heart syndrome),又称Takotsubo综合征。有人也称为应激性心肌病、心尖部气球样变综合征等。最初是由日本人Sato于1990年首次发现,表现为一过性的心尖部室壁运动异常,呈气球样变,临床表现类似急性冠状动脉综合征,冠状动脉造影未发现有明显的狭窄,左心室造影提示左心室收缩末期呈章鱼壶样改变,很像日本渔民用来捕捉章鱼的鱼篓(日语名为Takotsubo),因此命名为Takotsubo综合征。患者发病前多伴有精神或躯体应激,如丧偶、亲友病逝、悲伤、恐惧等负性情绪应激,或者创伤、卒中、脓毒症等躯体应激。目前心碎综合征具体病因尚未明确。心碎综合征有一个特殊现象是女性比男性多见,女性患者又以绝经期妇女居多,这也提示雌性激素在其中可能起着重要作用。

临床表现 多数患者会出现剧烈胸痛、胸骨后压榨感、呼吸困难和晕厥,部分患者以心力衰竭为首发症状。因此单从症状上,很难把心碎综合征和急性冠脉综合征区分开。少见的症状包括晕厥、心源性休克、心脏骤停、恶性心律失常和肺水肿等;部分患者有发热、咳嗽、乏力等症状。

治疗 心碎综合征发病急诊就诊时症状上难以和急性冠状动脉综合征区别,因此最初常按照急性冠状动脉综合征进行治疗,严密进行监测。当采用心室造影结合心电图、心肌酶、超声心动图等检查明确诊断后,可以应用抗血小板药物、血管紧张素转换酶抑制剂、倍他乐克及利尿剂等进行治疗。如何应用最好听医生的建议。

预后　心碎综合征患者总体预后较好,大部分患者心脏结构和功能异常会在3个月内恢复,少部分患者会出现严重的并发症,包括死亡、心源性休克、恶性心律失常等。最后,友情提示,"伤心"真的可能导致心"碎",大家一定要笑对生活,保持好心情。

点评:文章标题风趣、"诱人",足够"吸睛",随后通过故事引出科普,篇幅"虽小"却"五脏俱全"。

(潘龙飞)

·························· **参考文献** ··························

[1] 周孟璞,松鹰.科普学[M].成都:四川科学技术出版社,2007.

[2] 中华人民共和国国家质量监督检验检疫总局.科普资源分类与代码:GB/T 32844-2016[S].北京:中国标准出版社,2016.

·························· **思 考 题** ··························

1. 医学科普文章写作的目的和意义是什么?

2. 写一篇2000字以上的医学科普文章,注意把握科学性和趣味性。

第五章　医学科普项目设计

教学目标

1. 熟悉医学科普项目设计的目的和要求。

2. 掌握医学科普项目的设计方法。

随着现代科学技术的进步,人民生活水平的提高,人们更加关注自身的健康状态。医学是专业性极强、覆盖面甚广的学科,医学科普能帮助人民群众了解医学常识,增加对常见病、多发病预防和治疗的普适性认知。如何设计出通俗易懂的医学科普项目,打破专业壁垒,提高公众卫生健康知识水平,优化医学科普项目设计,对于医学知识的传播尤为重要,医疗机构专业人员作为医学科普传播的主体责无旁贷。

第一节
医学科普项目设计目的

一、提高公众医学素养,增强预防保健意识

医学科普教育的终极目标是增强公众科学素质,增强全民健康意识,而非单纯增加实用技术。在大力推广科学技术知识的同时,还应切实加强宣传和弘扬科学精神,杜绝迷信盲从的思想,形成良好的社会风尚。在传播模式日新月异的今天,人们接触医学知识的门槛大幅下降,各种"科普知识"在网络平台上呈现出井喷式的发展趋势,但其内容质量参差不齐,专业性、真实性、科学性存疑,不但加大了公众识别的难度,还会造成科普负面效应,误导大众的医疗选

择,为非法行医、假冒伪劣药品的滋生提供了土壤。

医疗科普的作用是增强公众对医疗知识、医疗机构、医务人员的了解;加强民众医疗素养,提高防病意识,最终实现"健康中国"的根本目标。医学科普肩负重任,在促进公众健康的过程中发挥着无法替代的作用。

二、针对不同传播对象科普,提升全民健康水平

(一) 专业人士、普通大众和特殊人群

医学知识具有专业性和复杂性,不同科室医生在其他专业领域也可能会存在知识盲区;而人是一个整体,不同系统、不同学科之间医学知识的交流普及也存在一定的专业壁垒。普通大众则需要了解医学常识来明辨是非,知道哪些病该去医院就诊,哪些情况可以自行处理,及早认识和预防疾病。针对孕妇、残疾人等特殊人群,则更需要有针对性的医学科普知识。例如,如何预防出生缺陷?孕妇为什么要补充叶酸? 何时补充叶酸? 如何正确服用叶酸? 生活不便的患者日常生活如何护理? 等等。

(二) 儿童、青年、成人和老年人

儿童处于生长发育阶段,任何疾病都会对儿童产生不同程度的影响。应加强对小儿常见病、多发病知识的宣传,及时了解其健康状况,达到早期发现、早期诊断、早期治疗的目的。青少年身体发育迅速但心理尚未成熟,自我意识和成人意识迅速增强,心理冲突严重,是心身疾病的高发期。此外,未成年人抗风险能力较弱,在此阶段应以自我保护为前提,重点考虑意外和健康风险。成年人面临生活、工作和家庭压力,不同程度暴露于多种健康风险之中,如慢性病、心理疾病、意外伤害、传染性疾病等。老年人常见的疾病有心脑血管疾病、糖尿病、肿瘤等,因其并发症多及治疗困难常导致患者出现各种意外甚至生命危险。

(三) 健康人、亚健康人和患者

健康者可以通过一些医学普及知识,提高疾病认知水平和自我管理能力,即一级预防,指在发病前期,针对致病因素所采取的根本性预防措施。亚健康者介于健康者与患者之间,通常会出现精力不济、适应能力、反应能力等方面的问题。因此,既要进行卫生知识的普及,又要树立健康的生活态度,预防亚健康

状态向疾病方向进展,延缓病情发展。三级预防是针对已明确诊断的患者,采取的适时、有效的处置,主要目标是对症治疗,预防疾病的复发和转移,预防并发症和后遗症,对丧失工作能力或伤残人群,侧重康复治疗,减轻生活压力和家庭负担,使身体和心理得到均衡恢复。

(四) 不同文化程度人群

不同文化程度人群对医学科普内容的需求各不相同,医学科普设计过程中,应有针对性地推荐适合不同文化程度受众的书籍或者影视作品、自媒体如视频等达到医学科普的目的。相对而言,文化程度越高的人对医学越感兴趣,对健康问题更加关注,普通的医学知识和治疗方法也更熟悉,对许多常见疾病的发生、发展及防治均有所了解。低文化水平人群对新知识、新技术的吸收能力相对较弱,因此医学科普内容就要更通俗易懂,才能贴合普通大众需求。

三、增进医患了解,建立和谐医患关系

近年来医患关系紧张,导致该问题有多种因素,如社会法治和医院管理制度不完善、医务工作者的职业道德水平以及公民的整体文化素质较低等,而医疗卫生科普宣传工作的薄弱也是其中的原因之一。医生通常需要花费大量的时间,向患者和家属讲解病情、治疗方法、生活中需要注意的事项,但由于患者和家属对病情的认识不够透彻,大多数对此感到迷茫。同时,医生患者众多、工作繁忙,没有时间和精力反复进行沟通解释,会造成患者及其家属的不满情绪。医学科普的适时出现能有效缓解这种局面。通过医疗科普的广泛传播,可以让公众了解常见卫生知识和方法,从而达到预防和治疗疾病的目的,搭建起医患沟通的桥梁。通过在社区、医院中组织医疗科普讲座,与传媒合作在电视上进行医学科普教育、在线教育、解答患者提问,经过广泛、深入的医学传播,增强人们对医务人员的理解支持,让患者了解医疗工作的局限性和医疗风险的可能性,避免盲目地认为有钱就能治病。医务人员则在适当的医学科普宣传下,向患者和家属说明病情的预后和相关知识,从而获得患者及其家人的理解与配合,减少医患之间的误解与矛盾。

四、正确引导突发事件的舆论导向

突发公共健康事件通常具有非常态性,其特点是突如其来、出其不意。当人们掌握的信息不足以对突发事件做出正确的反应时,往往会对外部环境造成极大的影响。在紧急情况下,科学传播肩负着普及科学知识、纠正某些热点事件的偏颇、引导舆论、预防不良事件的负面影响的重任。医疗卫生突发事件后,大众获得的信息越多,医疗机构所提供的客观资料和证据越多,所反映的内容也就越客观、越真实,民众被流言蜚语和不实言论所蒙骗的概率也就越低。在紧急情况下开展的医学知识传播,是医疗机构正面宣传引导舆论、防范负面信息和不实言论扩散的有力举措,是履行社会责任、维护自身利益的体现。及时明确突发事件的传播特征,对所掌握的科学事实进行客观的分析,从而有针对性地制订出一套行之有效的应对措施。医学科普能够起到积极的引导舆论、化解危机、化解矛盾冲突的作用,这也是医疗机构和传媒的共同责任。医学科普项目,一般需要在活动之前进行整体设计,把专业医疗知识转化为普通大众能了解的内容,以多种形式进行普及,使公众能够接受,并应用于生活和行为,增强应急处置能力,促进社会、经济的发展和社会的安定。

五、普及先进的医疗技术成果,推进医疗科研与技术进步

医学科技的发展,对于提高人们的身体素质、延长生命具有重要意义。医疗技术成果能否在一定程度上起到积极的效果,既要看其本身的发展,又要看大众对其认识和掌握的程度。医疗科技的普及,是将现代医药科技的成果、技术、方法、思想等向广大群众进行普及,使大众了解和接受,进而促进其推广和普及,产生一定的社会和经济效益,提升人们的医学素质和医学水平。同时,医学知识的普及也是推进医学科学研究的一个重要方面。

(满玉红)

第二节

医学科普项目设计要求

传统医学科普注重知识化、通俗化、形象化,向广大群众推广晦涩难懂的医学知识。随着人工智能时代的到来,互联网和大数据的普及,新时期的医学科普应在继承传统的基础上,探索新形式、新内容、新问题,从而揭示新特点。

一、医学科普对创作的要求

(一)科学性是医学科普创作的前提

医学科普项目的设计前提是要保证所传播知识的科学性,即专业性和准确性。任何情况下科学性都是科普创作的核心和生命。医学科学传播是科学传播的一个分支,强调信息来源的权威性和正确性。传播主体是一切科学传播的基石,传播主体认知的偏差对于传播的影响是难以估量的甚至是毁灭性的,因此传播者必须是医务工作者。医学主要的研究对象是人,在医学领域进行任何的研究或者治疗都必须非常严谨,否则将会危及患者的生命和健康权利。要将医学传播的主体定位于专业医务工作者,只有受过专业培训的医务工作者才能确保传播内容的可靠性和真实性,才能最大程度地减少传播不正确医学知识的可能性。

医学科普项目的设计对选择的内容具有严格的标准,包括目前医学教科书、词典以及医学相关国家法律法规中的内容。

(二)人文关怀是医学科普传播的基石

随着现代"生物—心理—社会"医学模式的发展,医学的研究范围更加宽广,既包括多学科的自然科学,也包括人文社会学科的理论和方法。医学科普作品应当体现出人文关怀,公众在接触到医学科普作品时,会感到一种人性化的温暖。医学人文关怀是存在于医学行为之中的实践,是人类内心医学人文精神信仰的、具体的、对象化的"物化"过程与结果,体现了对生命主体、生命和身心的敬畏、尊重和关爱的现代人文思想。这也就要求创作者要从大众的角度出发,用人文化的观念,把晦涩难懂的医学知识用简单明了的语言表达出来,通过多种编辑手段,适当地删减、分割,突出重点,或者以各种提示性手段如小贴士、小链接等引导公众阅读,使医学主题变得轻盈、通俗、易懂。

(三)创新性是医学科普持续的源泉

在高科技和现代技术手段快速发展的时代,人们的阅读习惯已经发生了巨大的变化,面对海量的信息,只有读者点击阅读,创造的价值才能实现,否则只能是低效传播。医学科普工作也要与时俱进,适应时代发展,面向世界和未来的需求。为了使创作的内容能在众多的信息中脱颖而出,引起读者的广泛关注,创作者必须与时俱进,找到一种适合大众阅读习惯、满足大众生活和健康需求的深度创新模式。

1. 传播内容的创新 医学科普内容质量的高低是决定其能否获得广泛传播的基础,因此内容创新、技术更迭是保持医学科普达到有效传播的内驱力,千人一面、乏善可陈的内容注定无法推动医学科普走得更远。在内容上要有创新,在语言上要增加趣味性和朴实感,在叙述的节奏、结构上也要注意网络时代的传播特征,以及新媒介使用者的审美习惯。为了增强科学故事的吸引力,医学科普创作者应转变观念,尝试新的创作手法,在内容准确、科学的基础上,将科普工作逐步引入"包装时代"与"读题时代"。医学科普项目要不断地进行创新,才能保持活力,吸引更多的普通大众参与到医学科普中来。

2. 传播途径的创新 根据医学科普受众群体的不同,将受众人群进行细化,针对不同群体采用不同的传播方式。为取得最好的传播效果,与各种媒介联合开展医学科普活动时,根据大众对医疗科普的了解和接受程度,采取不同的方法,以满足不同人群的需求,从而使医学科普传播的成效显著提升。

自媒体的发展,对传统媒介形成了强烈的冲击。曾经的平面媒体因信息量大、说服力强、权威性高、阅读力强而闻名;电视传媒以直观性、冲击力、感染力、关注率而著称;广播传媒的历史最长,具有传播性强、播出灵活、收听随意、受众广等优点,仍有其他媒体不可替代的优势;互联网媒体作为新媒体,一出现就以深影响、强轰动性、高自由度、低控制性等特征而备受人们的关注。新媒介和传统媒介的相互融合,相互补充,能够促进新媒介与传统媒介的良性互动。探索微信、微博、抖音等新媒体与传统媒体如电视、报刊等的合作力度,并在科普中国、今日头条、搜狐等建立科普平台,以逐步扩大科普平台的传播范围和影响力。

北京小汤山医院通过报纸、图书、网络等多种媒介,采用文字、图片、视频等多种形式进行科普教育,2017—2020年度发表科普文4400余篇。同时积极组织专业人士参与访谈,录制短视频,与泽桥医生、薄荷医生等新媒体合作,在2019年、2021年,共拍摄了1000余条医学科普微视频,在百度、搜狗、爱奇艺、优酷、搜狐、新浪微博、医院官网以及各大媒体上发布了自己的宣传内容。2017—2021年医院专家650余人次受邀参加CCTV、北京广播电台、北京电视台、新华网等的健康栏目,与市民直接对话说健康。

另外,医学科普也可以通过各种文艺手段,如举办晚会、文艺专场等,采用相声、小品、话剧等多种形式进行。以“达医晓护”医学自媒体为例,每年开展多种形式的医学科普,如漫画、歌曲、电影、诗歌等。

二、医学传播需要更多社会力量参与支持

社会分工的精细化对医学科普的影响也日益深远,医学科普创作者仅仅依靠医疗专业工作者的努力远远不够。随着互联网和人工智能的发展,医疗+互联网、医疗+AI等模式逐渐进入公众视野,对医学科普的传播方式产生了深远的影响。以“达医晓护”自媒体平台为例,与上海交银人寿合作,共同推出健康主题书籍《中青年体检攻略与健康管理手册》,形成了健康产业与医学传播行业融合的“大健康工程管理示范基地”创新标杆。同系列推出的实体项目包括忘不了餐厅“大健康工程管理示范基地”、汇泰大楼“科普示范楼宇”、上海妇女儿童指导中心“金牌阿姨”、黄浦区体检站“智慧蓝领”工作站、医学传播与网络游戏融合创新战略联盟等10余个品牌项目,多种社会力量的参与与支持,为医学科普的社会化落地提供了新的传播思路和模式。

(满玉红)

第三节

医学科普项目设计方法

随着科学技术的迅速发展,信息交流手段越来越多元化、便利化,医学技术的传播方式也日趋多样化,通过报纸、杂志、电视、广播、网络、手机等新的媒介,逐步呈现出全方位、多渠道的新局面。健康传播的主要方式包括医生与患者沟通、政府传播、社区传播、媒体传播等。医学科普按照传播媒介和方法的不同,大致可以分成如下4类:大众传播、医院组织传播、新媒体传播、医患的人际传播,科普项目设计方法也因此而各不相同,有所侧重,或者涉及多种传播途径。

一、大众传播

所谓"大众传播",就是利用各种媒介如书籍、报纸、杂志、广播、电视、网络等进行信息交流,特点是传播内容具有开放性,受众广泛,但缺乏反馈性。传播者、传播内容、传播工具和受众是大众传播的4个主要因素。与其他交流现象最根本的区别在于:它将一种或多种不同的沟通方式置于传播者和受众之间。媒体的变化对媒体的各个方面都有深刻的影响,科技的发展也对媒体的变化和影响起着举足轻重的作用。所谓"吃五谷生百病",对于疾病大众虽然不像医护人员那样具备完善的知识体系、熟练的专业技能,但学习了解医学基本知识以及人与人之间的相互传播,也可以帮助大众正视自身疾病,减少病情恶化的可能。大众传播的时效性为人们提供了巨大的便利,使人们能够及时地对社会上的各种问题进行反馈。通过电视、报纸、广播等媒介进行医疗科学知识的普及,能让公众及时有效获得专业人士指导,学习、传承并探索健康卫生常识。

二、医院组织传播

组织传播是指组织进行的资讯活动,包括组织与组织内部成员之间的资讯交换,是一种有领导、有组织的团体沟通。医院组织传播的特点是:传播对象的特殊性,它的传递和接受都是强制性的。在这一时期,分工分明,等级分明,传播对象具有确定性和封闭性,局限于一定的范围和空间。它的传播形式多种多样,包括口头、文字和网络,通过内部报纸、广播电台、宣传栏、网络等媒体进行澄清、引导、规范。例如,日常临床工作中对患者及其家属的健康教育、在医院宣传栏以动画的形式将各科室常见病及多发病进行展示、在居民小区开展各种慢性病的健康讲座等。医院组织传播侧重于医学知识的准确性和长期性,尤其是常见病的预防与治疗方法是患者关注的焦点。医学科普项目设计离不开医院组织传播的权威性,在项目内容设计方面应充分利用医院组织的强大专业背景,实时跟进各种常见病、多发病的诊治新进展,积极推广各种疑难杂症的诊治经验,采用上述多种传播方式进行医学知识的有效传播。

三、新媒体传播

新媒体是信息时代的产物,传统媒体包括报刊、广播、电视等,新媒体包括网络技术、移动技术、电脑、手机、数字电视等。新媒体的特点是:即时性和互动性、规模性和共享性、社会化和个性化,弥补了传统媒体信息容量小、互动性差、形式单一的不足,使得信息的传播方式发生了巨大的变化。在新媒介时代,公众不仅是健康科普的接受者,同时也是信息共享的主体。新媒介的特点强调个人的表达,每个人都是社会的代言人,所有社会阶层均是平等的,都有表达自己意见的权利。新媒体因信息来源广泛、发布迅速、自主性强、信息获取方便等特点而成为新型的信息交流方式。

与张贴海报、发放健康折页、举办线下讲座等健康科普宣传相比,微博、微信、抖音等新媒体涵盖文字、图片、视频、音频、漫画、直播等形式,健康科普的传播方式更加多样,能更好地满足不同人群对健康知识的不同需求。在线讲座时间和地点的选择更加灵活,不仅有利于专业人士的操作,也为广大群众提供了更多的便利。通过新媒介进行网络直播,它的传播速度、效果、影响力都大大超越了传统的健康讲座,效果十分显著。同时,在新媒体上设置固定专栏,将健康角、健康处方、科普知识、视频等信息整合到新媒体中,让人们足不出户就能看到健康信息,能定时或不定时地为广大群众提供信息,提供更好的医学服务。新媒介的迅猛发展,使得传统新闻媒介传播空间与份额逐步被蚕食,两者之间会形成一种互动、融合发展的新型媒介。因此,在医学科普项目设计过程中,应当充分利用新媒体开展卫生科普活动,利用网络、移动通信等新媒介平台,做到对公众的正确引导和正确的舆论导向,以提高公众的覆盖面,增强互动性和影响力。

四、医患的人际传播

从传播学的观点来看,医患沟通是一种医者与患者的人际交往,医生通过语言、动作、文字等向患者传达医疗信息,并与患者进行面对面的交流。医患沟通要获得成功首先要建立在患者与医生的互信基础上。人际交往具有高度的情感参与,可在适当的时间内利用各种感觉器官进行交流,并及时地修正认知上的偏差;在传播中可有更多的言语交流和非言语交流,如手势、表情、语调等。

理想的医患关系须具备的人文基础是:在医生的眼里,患者是有尊严、自由、情感需要的个体,而不是身体组织、送检物、病原体、数据或物品。患者既需要客观的检验,又需要有专业技术上的操作,还需要有心灵上的安慰。医师应以患者为中心,以患者的生命为中心,保护生命,远离利益,尊重患者权利,尊重患者人格。在患者眼中,医生是友善、负责任、富有同情心和可信赖的人。医师的工作既要有专业的技术支持,又要有患者的认可与鼓励。当医生和患者建立了和谐的医患关系,患者会更信任医生,有更好的依从性,这有利于病情恢复,患者会以自己的方式多加宣传,提高医生的知名度,形成一个良性循环。在患者就医过程中,医患之间关于健康、疾病和医疗技术问题的谈话和询问都属于医患之间的人际交流。因此,医学科普项目设计应遵循医患间人际传播需求的特点,从内容设计和传播方式方法上倾注人文关怀的因素,形成良性的人际传播。

五、医学科普项目设计实例展示

根据前述医学科普项目设计的分类和指导原则,以糖尿病科普讲座项目设计为例具体展示医学科普讲座的设计步骤及包含内容。

每年的11月14日是世界糖尿病日,为了进一步加强居民的糖尿病防治和健康教育,增强居民对糖尿病的认识,保障居民的身体健康,我们按照相关文件的规定,并结合实际情况,制订了以下糖尿病科普讲座。该医学科普讲座设计紧密结合基本公共卫生服务项目,将集中宣传与日常宣传有机结合,统筹安排,达到长期有效地开展宣传目的,提高居民的健康水平和加强对糖尿病的预防与控制意识。

(一)医学科普讲座的指导思想

坚持以基层为本、以民为本、因地制宜、突出重点。以群众喜闻乐见的形式,广泛开展宣传活动;进一步传播健康生活方式理念,唤起全社会对糖尿病患者群的重视,举全社会之力应对糖尿病。

(二)医学科普讲座的宣传主题

向"糖尿病"说拜拜。

(三)医学科普讲座的目标人群

社会公众健康人群、糖尿病患者。

(四)医学科普讲座的活动时间

20××年11月13日—14日。

(五)医学科普讲座的活动内容

围绕宣传主题,利用宣传手册(宣传画、宣传单)、宣传栏等形式广泛开展宣传,并在当天开设一期特色专栏,悬挂宣传横幅,以健康讲座、义诊咨询等形式,为城乡居民提供糖尿病知识的宣传,开展个体化的健康生活方式指导和疾病管理。

(1)免费做糖尿病患者的体格检查并建立档案和定期随访。

(2)设立糖尿病咨询活动服务台及糖尿病健康知识讲座。

(3)专家为糖尿病患者现场解答疑难问题,登记电话号码便于日后回访。

(4)专科护士宣教有关糖尿病合理饮食及自我管理知识。

(5)专科护士宣教血糖监测方法及重要性。

(6)专科护士宣教正确的胰岛素注射方法。

(7)发放糖尿病教育知识手册。

(8)知识竞答。

(9)组织辖区居民参加糖尿病免费普查活动。普查人群:"三高"人群(高血压、高血脂、高血糖）、有糖尿病家族史、45 岁以上人群、肥胖人群。 普查项目:随机血糖、血压、体重指数(BMI)。

(六) 医学科普讲座的活动要求

（1）要提高认识,将有关的宣传活动当作是健康教育工作的一个重要组成部分,将集中宣传和日常宣传相结合。加强组织和动员,使宣传工作真正落实到位,并成为一种常态。

（2）要紧扣主题,突出重点,突出特点,做好糖尿病防治工作。重点围绕"国际糖尿病的最新治疗进展"和"糖尿病患者饮食注意事项"开展讲座。

（3）活动结束后将宣传活动情况形成总结报告(包括书面总结、有关图像、宣传材料等)报送区卫生主管部门。

总之,医学科普讲座是目前高校附属医院较常采用的大众传播模式,通过常规设计过程展示,可以熟悉整个医学科普讲座设计流程及大众传播模式应达到的目的和效果。以普及医疗常识、提高公众健康意识为目的的医学科普讲座在不同医学传播模式的加持下,必将为人民群众的健康教育提供广阔的传播空间。

（满玉红）

···················· 思 考 题 ····················

1. 如何提高医学科普讲座的群众参与度?

2. 尝试设计一个医学科普项目,注意内容科学、形式新颖。

第六章　中医药传播

教学目标

1. 熟悉中医药传播方式、方法和内容。

2. 熟悉中医药传播的意义和传播者的素质要求。

3. 了解中医文化发展历史和新时期中医文化传承。

第一节

弘扬祖国传统中医文化

一、中医文化发展历史

（一）中医文化的具体内涵

中医文化是中华民族优秀传统文化的重要组成部分，是中医学发生发展过程中形成的精神财富和物质形态，也是继承发展传统文化的重要载体。

中医文化不仅是中华优秀传统文化的杰出代表，还是中华优秀生命哲学、生命科学的杰出代表。中医药学凝聚着深邃的哲学智慧和中华民族几千年的健康养生理念及实践经验。中医药学根植于中华传统文化的沃土，汲取了儒释道的精华，蕴涵着丰富的传统文化精髓。中医将人体与自然社会看成一个有机的整体，将人体看成一个有机的整体，体现了中华文化天人合一的整体观念。中医学以阴阳平衡的生命观、阴阳失调的疾病观与阴阳调和的治疗观，反映了中华文化阴阳中"和"的核心价值。中医学治未病、存正气的预防保健思想体现了中华文化防患于未然的危机意识。

（二）中医文化的发展历史

在远古时代，中华民族的祖先发现了一些动植物可以解除病痛，积累了一些用药知识。随着人类的进化，开始有目的地寻找防治疾病的药物和方法，所谓"神农尝百草""药食同源",就是当时的真实写照。夏朝(约前2070—前1600)酒和商朝(前1600—前1046)汤液的出现,为提高用药疗效提供了帮助。进入西周时期(前1046—前771),开始有了食医、疾医、疡医、兽医的分工。春秋战国(前770—前221)时期,扁鹊总结前人经验,提出"望、闻、问、切"四诊合参的方法,奠定了中医临床诊断和治疗的基础。秦汉时期(前221—公元220)的中医典籍《黄帝内经》,系统论述了人的生理、病理、疾病,以及"治未病"和疾病治疗的原则和方法,确立了中医学的思维模式,标志着从单纯的临床经验积累发展到了系统理论总结阶段,形成了中医药理论体系框架。同时期的《神农本草经》,概括论述了君臣佐使、七情合和、四气五味等药物配伍和药性理论,对于合理处方、安全用药、提高疗效具有十分重要的指导作用,为中药学理论体系的形成与发展奠定了基础。东汉时期,张仲景的《伤寒杂病论》,提出了外感热病(包括瘟疫等传染病)的诊治原则和方法,论述了内伤杂病的病因、病机、诊法、治疗、预防等辨证规律和原则,确立了辨证论治的理论和方法体系。东汉末年,华佗创制了麻醉剂"麻沸散",开创了麻醉药用于外科手术的先河。西晋时期(265—317),皇甫谧的《针灸甲乙经》,系统论述了有关脏腑、经络等的理论,初步形成了经络、针灸理论。唐朝(618—907),孙思邈提出的"大医精诚",体现了中医对医道精微、心怀至诚、言行诚谨的追求,是中华民族高尚的道德情操和卓越的文明智慧在中医药中的集中体现,是中医药文化的核心价值理念。明朝(1368—1644),李时珍的《本草纲目》,在世界上首次对药用植物进行科学分类,创新发展了中药学的理论和实践,是一部药物学和博物学巨著。清朝(1644—1911),叶天士的《温热论》,提出了温病和时疫的防治原则及方法,形成了中医药防治瘟疫(传染病)的理论和实践体系。清朝中期以来,特别是民国时期,随着西方医学的传入,一些学者开始探索中西医融汇贯通。

(三)中医药文化特点

在数千年的发展过程中,中医药不断吸收和融合各个时期先进的科学技术和人文思想,不断创新发展,理论体系日趋完善,技术方法更加丰富,形成了鲜明的特点。

1. **重视整体** 中医认为人与自然、人与社会是一个相互联系、不可分割的统一体,人体内部也是一个有机的整体。重视自然环境和社会环境对健康与疾病的影响,认为精神与形体密不可分,强调生理和心理的协同关系,重视生理与心理在健康与疾病中的相互影响。

2. **注重"平"与"和"**　中医强调和谐对健康具有重要作用,认为人的健康在于各脏腑功能和谐,情志表达适度中和,并能顺应不同环境的变化,其根本在于阴阳的动态平衡。疾病的发生,其根本是在内、外因素作用下,人的整体功能失去动态平衡。维护健康就是维护人的整体功能动态平衡,治疗疾病就是使失去动态平衡的整体功能恢复到平衡与和谐状态。

3. **强调个体化**　中医诊疗强调因人、因时、因地制宜,体现为"辨证论治"。"辨证",就是将四诊(望、闻、问、切)所采集的症状、体征等个体信息,通过分析、综合,判断为某种证候。"论治",就是根据辨证结果确定相应治疗方法。中医诊疗着眼于"病的人"而不是"人的病",着眼于调整致病因子作用于人体后整体功能失调的状态。

4. **突出"治未病"**　中医"治未病"核心体现在"预防为主",重在"未病先防、既病防变、瘥后防复"。中医强调生活方式和健康有着密切关系,主张以养生为要务,认为可通过情志调摄、劳逸适度、膳食合理、起居有常等达到健康;也可根据不同体质或状态给予适当干预,以养神健体,培育正气,提高抗病能力,从而达到保健和防病作用。

5. **使用简便**　中医诊断主要由医生自主通过望、闻、问、切等方法收集患者资料,不依赖于各种复杂的仪器设备。中医治疗既有药物,也有针灸、推拿、拔罐、刮痧等非药物疗法。许多非药物疗法不需要复杂的器具,其所需器具(如小夹板、刮痧板、火罐等)往往可以就地取材,易于推广使用。

二、新时期中医文化传承

(一)中医药发展劣势分析

1. **风气导向**　近代以来,一些具有影响力的公众人物对于中医药持有怀疑的态度,将中医视作伪科学。实践是检验真理的唯一标准,任何理论的科学与否,都是要先了解其内涵,再通过实践来验证的。因此,中医的发展推广需要克服大众的认识盲区,全面普及中医文化常识。

2. 伪科学的毒害　中医的伪科学活动表现形式一般可分为3种,分别是学术型、巫术型、医术型,主要以创造新名词取缔原有概念争取噱头、以神秘的未知领域知识装腔作势、以祖传秘方夸大其词,如果普通大众不能擦亮眼睛,必然落入陷阱。

3. 专业人才素质参差不齐　目前中医院校教育逐渐取代了过去的师承制和世家教育,虽然能培养大量规范化、标准化人才,但是中医特色明显不足,且缺少足够的时间锻炼,导致辨证思维缺失,开设课程的深度尚浅,创新不够。

4. 中医自身局限性　我们可以发现中医鲜少具有可以量化的指标:一是症状难以量化,中医治疗十分看重经验,缺乏客观的参考指标和标准;二是中药难以量化,不仅要研究科学层面的计量阈,还需研究哲学和艺术层面的随证施量,煎煮过程中的一点点差异也会影响其有效成分的含量。

(二)中医药发展优势分析

1. 理论优势　中医具有特色的理论体系,是古人在长期的临床实践过程中,不断升华总结出的朴素而又博大精深的理论知识,是中医指导临床实践的根本法则。

(1)中医的第一点理论优势——整体观念　中医整体观念包括以下几方面内容:人体是一个协调统一的不可分割的整体;人与自然及社会环境是协调统一的不可分割的整体;医生和患者也是协调统一的不可分割的整体。

在认识和分析疾病的病理状况时,中医学首先从整体出发,将重点放在局部病变引起的整体病理变化上,并把局部病理变化与整体反应统一起来。如"从阴引阳,从阳引阴,以右治左,以左治右""病在上者下取之,病在下者高取之"等都是在整体观念指导下确定的治疗原则。

(2)中医的第二点理论优势——辨证论治　中医认为,人体的功能状态是机体对内外环境作用的综合反映,掌握人体的功能状态就可以有效掌握人体生命活动的变化规律。基于此,中医学者以司外揣内理念通过望闻问切收集患者资料,辨清疾病病因、病性、病位及发展趋势,在此基础上确立相应治则和处方。辨证论治的独特在于一人一法一方,真正实现个体化诊疗。

2. **疗法优势** 中医药传承发展数千年,具有独特、丰富、灵活的诊疗方式。中药疗法最为常用,方剂的有效成分可以通过多途径的整合调节作用于病变复杂的患者。非药物治疗包含了针灸推拿、刮痧拔罐、中药熏蒸、强身功法等,这些中医药的诊疗方法具有药取自然、不良反应小、简便易得等优势,患者可以坚持长期治疗,保障治疗的延续性和有效性。中医还具有独特的治未病优势,对于一些亚健康状态的调理及慢恶性疾病的患者有着明显的优势。

(三)弘扬祖国传统中医文化

1. 文化自信是中医文化传播的源动力

(1)文化自觉是走向文化自信的基础 从思想上对中国传统文化认同。文化自觉是生活在一定文化中的人对其文化有"自知之明",对自己的文化有深入的认识,同时也对世界其他文化有深刻的认识并尊重其他文化的不同特点。只有实现对中医传统文化的认同,才能在行动上文化自觉,在文化层面选择话语主动权。

文化认同是一种肯定的文化价值判断,是文化群体主动地、有意识地坚信某种价值观并产生文化自信的心理基础,对我国优秀民族文化的认同是重塑民族文化身份、增强民族自信心的基础。

文化自信具有极强的渗透性和持久性,无处不在,无时不有,更广泛地作用于社会发展和文明进步中,既是民族凝聚力和创造力的重要源泉,又是综合国力竞争的重要因素,因而决定了一个国家在世界舞台的影响力。我们必须从思想的源头上拥有对传统文化的认同,学好传统文化,提高文化自信,以此为源动力将中医药推向世界,使之造福全人类,这是我们义不容辞的责任。

将理念内化为行动。内化是把社会文化转变为自我能力的一部分,并有意识地指导自己的认知活动。中医文化推广群体必须沿着培养文化认同出发,进而在行动上有意识地采取文化自觉这一路径,才可以真正坚定文化自信,传承优秀民族文化。

(2)坚定培养中医文化自信的意义 坚定中医文化自信是我国中医药学发展的灵魂。中医文化是中医药学的根基和灵魂,是中医药千百年来得以延续和继承的命脉,是中医发展的不竭动力和源泉。中医文化自信是中医道路自信、中医临床自信的前提和保障,是避免中医思维弱化、中医评价西化、中医特色优势淡化等问题的关键所在。

中医文化助推中医药学的复兴。中医文化保留着整体观念、辨证论治、象数思维等独特思维方法,是中医学基础理论和临床实践的重要支撑。天人合一的生命观、阴阳调和的治疗观、阴平阳秘的健康观、医乃仁术的医德观是中医养生、预防、临床、康复等领域迅速发展的思维源泉。

坚定中医文化自信有助于培养中医专业学生的职业道德观。培养新时代中医药院校大学生的中医文化自信可以让学生认识到中医在我国经济、社会和文化发展中的关键地位,提高中医文化认同,坚定从事中医事业的决心,提升其职业道德,培养出德才兼备的专业人才。

坚定中医文化自信为中医药文化发展注入新的活力。现代科学技术的兴起为中医文化传播提供了更广阔舞台,人工智能的进步帮助中医工作者有效深入了解文化模式,比较传统和现代中医药异同,以更全面和科学的方式研究中医药。培养中医文化自信可让更多的中医人才投身文化强国和健康中国战略的建设,对传承和发展中国传统文化、提升国家软实力具有重要的意义。

2. 注重人才培养和学术传承的保障　中医文化传承的媒介在于中医药人才,传承根本也在于人才,培养人才的初心是培养心怀天下百姓、具有仁义之心的医药工作者。中医药院校作为培养中医学术传承者和科研人才的根据地,应加强培养同时具备传承精神和创新精神的人才队伍;加强价值观教育,唤醒学生对于中医文化的高度自信;加强对古籍文献和中医诊疗方法的教授,举办各类型文化活动,打造浓烈的中医文化氛围,为国家经济社会发展和中医药事业提供高质量人才支撑。

3. 传承和创新并重的有效结合　中医的创新应体现在文书古籍和现代工具的结合,先进的现代医学技术与中医传统诊疗手法结合,做到优势互补,吐故纳新,共建美好未来。中西医的创造性结合不仅能拓宽中医药的应用领域,而且能丰富中医文化内涵,让中医学真正成为世界公认的医术技艺。

4. 构建中西医对话沟通平台　在生命科学和现代医学技术飞速发展的时代,无论是发展中医科学还是弘扬中医文化都应该充满自信地将属于自己的中华文明推向世界,让中医药学的智慧飞扬在世界舞台。当然,这就需要我们中华儿女充分认识到中医学的独特优势,大力推进中医现代化,将中医文化继承好、发展好、利用好,为完成造福全人类的重大使命而不懈奋斗。

(四)中医文化的传承原则

1. 以人为本原则 中医文化想要获得长远可持续发展,就必须将中医文化建设、发展、普惠工作建立在人民群众的真实需求之上,让人民群众切身体会到中医文化的硕果,推进中医文化的可持续发展。

2. 尊重科学原则 传统中医因缺乏辩证唯物主义这一思想武器,也存在一些主观唯心主义的影响,在一定程度上令其科学性和可持续性降低。在新时代传承推广过程中需注重辩证唯物论和先进医学科学指导,取其精华、去其糟粕。

3. 兼容并蓄原则 中医文化是中医传统文化的组成部分,是对传统医学文化的扬弃,在经济生活和物质生活迅速发展的中国特色社会主义新时代,更应该坚持兼容并蓄,博采众长。

4. 继承创新原则 中医典籍虽集古人智慧和精华,但应用于现代临床尚不可墨守成规、故步自封,而是在尊重中医科学本身发展规律的基础上,立足人民和时代发展需求,着眼中医科学的最新发展成果,持续推进中医文化的创新发展。

(王　健)

第二节

中医药传播者的素质要求

一、中医药传播的意义

习近平总书记指出,中医药学是中国古代科学的瑰宝,也是打开中华文明宝库的钥匙。利用新媒体平台,用广大民众喜闻乐见的方式,以通俗易懂的语言传播中医药文化科普知识,回应群众关切,对于增强民众对中医药的认知和认同、提升民众中医药健康文化素养、弘扬和传承中华优秀传统文化等具有十分重要的意义。

(一)有助于增强民众对中医药的认知和认同

在应对新冠病毒肺炎疫情过程中,中医药和中西医结合在临床救治中发挥了重要作用,成为一大亮点。从疫情初期,在没有特效药和疫苗的情况下,中医药领域的专家、教授早期介入,总结推出的"三药三方"在疫情防控中发挥了重要作用。在疾病初次发生向危重转化过程中,中医中药在降低转重率和死亡率、提高治愈率方面彰显了特色优势。中医药不仅在国内赢得了认可,同时也在国际上引发了高度关注。德国病毒学家奇纳特尔认为:"中医药在防止病毒吸附细胞、病毒复制等方面有明显效果。"泰国公共卫生部医疗服务厅厅长颂萨表示:"泰国也将考虑在适宜情况下尝试用中医药治疗新冠肺炎病患。"

(二)有助于提升民众中医药健康文化素养

在抗击新冠病毒肺炎疫情的过程中,中医药院校及医疗机构通过线上开设科普专栏、拍摄科普视频、开通直播平台和心理热线等方式开展健康教育,普及疫情防控基本常识,提高群众联防联控意识,帮助群众掌握个人防控、手卫生和新冠病毒肺炎疫情防治相关知识;通过线下广播宣传、悬挂横幅标语、张贴海报、发放手册等形式,及时向民众宣传疫情防控知识,倡导健康文明的生活方式,树立"大卫生、大健康"的观念;通过现场活动,提供中医体质辨识、医药咨询及推拿、针灸等中医适宜技术经验,引导民众亲身体验针灸、推拿、按摩、保健、拔罐、熏洗、穴位敷贴等中医特色疗法,普遍反响良好。

(三)有助于弘扬传承中华优秀传统文化

文化自信是一个国家、一个民族发展中更基本、更深沉、更持久的力量。中医药学凝聚着中华民族的博大智慧。中医药在长期的临床实践中具有经久不衰的生命力,覆盖人的生命全周期、健康全过程。中医药科普传播是弘扬传承中华优秀传统文化的重要载体和有效手段,加强中医药科普传播,普及中医药预防和治疗新冠病毒肺炎疫情的知识,有助于彰显中医药文化软实力,更好地弘扬和传承中医药优秀传统文化。

二、中医药传播者的素质要求

（一）大学生中医文化推广措施

大学生群体作为青年群体的中坚力量,是社会主义事业的重要建设者和接班人,传承好中医文化,有助于向全社会普及和传播中医文化。

1. 以理论研究为突破点　针对中医文化自信逐渐丧失的问题,需要以理论研究为首要突破点,积极应对当代大学生的中医文化自信危机,进行中医文化传承推广的根本要点就是对中医文化理论进行深化,进一步弄清中医文化概念内涵和根本属性以夯实大学生中医文化储备,潜移默化地构建中医文化认同。

2. 以课程设置为着力点　大学生中医文化自信的着力点和关键点就是合理的课程设置,通过增加中医经典课程数量、学时数量,从提升中国传统文化自信、中医理论自信、中医临床实践自信三大方面,构建新时代中医药人才发展道路。

3. 以师资力量为传播点　要培养新时代大学生中医文化教育尤其需要德高为范、学高为师的师资队伍,需要将中医文化精华导入高校教师的再教育当中,强化教师对于中医文化的积淀再进行向下传播。

4. 以宣传推广为外延点　鉴于新时代大学生接受信息的新模式,我们的视野逐渐转向了网络教育,根据5W传播模型,从传播主体、传播内容、传播媒介、传播对象及传播效果反馈等维度开展自媒体环境下构建中医文化传播。如创建各种以中医文化为背景的主题网站甚至是游戏,利用微博、微信等社交软件,将中医文化融入日常生活,筑牢新时代中医药大学生中医文化自信的舆论阵地。

5. 以实践基地为落脚点　临床实践是新时代中医药大学生将理论落脚于临床的重要方式,也是检验学习成果的重要方式。通过校史馆、博物馆、文化遗址等参观学习,通过拜访学习名医名师、传统医药非物质文化遗产等,发挥校园文化潜移默化的教育作用。将文化传承创新之魂注入中医校园文化之体,以校园文化载体夯实大学生文化底蕴,为祖国培养具备精湛医术和深厚文化底蕴的社会主义接班人。

（二）传播者的素质要求

1. 把握人才培养的目标定位,聚焦跨学科创新能力　媒介技术的变革不仅改变了人们的信息获取方式,也改变了人们的思维模式和行为方式。中医药文化传播人才培养要紧追时代发展变化趋势,培养适应移动互联时代的传播人才,既要掌握中医药基本知识,又要具备现代传媒思维和技能,通过融会贯通、知识整合等方式讲好中医药故事。因此,要着力培养具备中医文化、信息技术、现代传播、数据挖掘等跨学科知识的传播人才,跨越知识鸿沟、促进多元合作,创造性地展示中医药文化,讲好中医药故事。

2. **把握人才培养的课程体系,聚焦全流程素养养成**　随着学科不断走向交叉融合,中医药文化传播人才在具备中医药核心知识的基础上,还应具备数字媒体技术、语言表达能力、人文社科功底、审美表达能力等多学科专业能力,在课程设置上要注重传播学核心理论和数字媒体技术,面向不同专业学生开设选修课,强化学生跨学科、复合型的理论学习。建设开放协同的媒体实验平台,构建多元化中医药文化传播人才培养体系,开展全流程、全要素的全媒体技能训练。

3. **把握人才培养的国际视野,聚焦国际化创意表达**　随着"一带一路"的影响力持续扩大,中医药文化成为最具中国元素的国际形象符号之一,中医药文化传播迎来更加广阔的天地。要着力培养学生的国际视野,加强留学生教育,开展丰富多彩的国际文化交流互动,促进学生了解不同国家的文化特征,通过精准翻译、科学阐释、形象表达等方式提升中医药文化的国际影响力。要鼓励学生利用不同媒介和创意形式展示中医药文化的魅力,用多元方式在网络平台上宣传推介中医药文化,在实践中增长才干、锻炼能力。

(王　健)

第三节

中医药传播的方式与方法

中医药传播就是中医药信息传递、共享及其发挥影响的全过程,即中医药传播者将中医药信息通过语言、文字、图片以及报刊、电视、网络等媒介、媒体传达并影响相关受众的过程。

一、古代中医药传播的方式与方法

中医药的传播古已有之。如甲骨文中就有疾病和相关治疗的记载，这说明在三千多年前，中医药已经利用语言文字进行记录和传播。在中医药文化和临床诊疗技术的传承发展过程中，中医药传播发挥了巨大的作用。由于古代科技水平及技术条件所限，中医药传播以语言传播及文献传播为主。

（一）语言传播

远古时期的人类为了生存，通过口耳相传的方式将"树叶蔽体、兽皮御寒、构木为巢、钻木取火"等与卫生保健相关的信息进行传播。同时，在与疾病斗争的过程中，人们将辨别食物、药物、毒物的知识一代代口耳相传。中医学诞生之后，医生在诊疗时就患者的饮食起居、病后调护等进行教育和指导。在中医药"师带徒"传承中，师父常常要求弟子心中牢记口授秘诀，师徒授受。以上所提到的医患沟通和师徒传承是中医药主要的语言传播形式，即便是在文字产生之后，由于简单、便利、形象、快捷的特点，言传身教依然是中医药向大众传播的主要方式之一。

此外，民间传说、谚语、歌谣、戏剧、戏曲等也是常见的中医药语言传播形式。如清朝大量涌现的"药性剧"是以表现中药药性为主题的戏剧传播形式，始创于清朝嘉庆年间，是以普及中医药知识为目的、以戏剧为表现形式的创举，把古代中医药科普推向了新高峰，可谓"看的是世俗戏剧情节，听的却是医药常识，古代民众借助这样的传授，将许多中医药的知识代代相传"。清朝的《药性弹词》《药性歌》《本草韵语》等则是以中医药知识为主要传播内容的诗词歌曲。

（二）文献传播

文献传播是我国古代中医药传播的另一种主要方式，主要以中医药古籍著作的形式出现，如《黄帝内经》《神农本草经》《伤寒杂病论》等。据2007年出版的《中国中医古籍总目》记载，我国1949年以前出版的中医药类著作共计13 455种。这些文献中蕴含了丰富的中医药诊疗经验和养生知识，可在医生与医生之间、师父与徒弟之间传承传播，也在古代文人志士之间广为传播。

二、现代中医药传播的方式与方法

随着人类文明的进步与发展,传播的方式从原理到形式都在不断地发生着变革。当今社会在人们的日常生活中,报刊、图书、广播、电视、网络等这些经常充斥着人们视野的都是传播方式的不同表现形式,它们有的早在千百年前就出现了,有的则是近几十年的新兴事物。尤其是以电子计算机和互联网为基础的新媒体,给中医药在内的信息传播带来了技术的更新和传播方式的变革。

(一) 人际传播

1. 医患沟通　古往今来,医患沟通都是最直接的一对一的中医药传播形式。医生要用通俗易懂的语言将深奥的中医药理论和病情告知患者,要求医生态度和蔼、语言平实。医院里最受欢迎的医生也许不是医术最高明的,而是对患者态度最好、最善于讲解病情的。

2. 讲座展览　讲座与展览是最集中的医学传播方式,既可在医院、社区、学校进行,也可在电视台、网络等媒体直播或录播进行;既可不定期举行,也可配合多种健康日(如睡眠日、戒烟日、糖尿病日等)、专科专病(如颈椎病、高血压等)或特殊病种(如新冠病毒肺炎等)来进行。讲座时注重形象和口才,不论是在线上还是线下,受众都比较大,要注意选派中医药功底扎实、经验丰富,且善于表达的中医药从业者进行主讲。展览要精心策划,精选场地,注重图文并茂、浅显易懂,且具有教育作用,必要时可设讲解员,可将展览和讲座合为一体。

3. 健康旅游　中医药健康旅游是指以中医药文化传播和体验为主题,以良好的自然环境和优秀的人文资源为依托,通过多种旅游活动方式达到健康促进、疾病防控、文化传播的目的,满足人们日益增长的健康服务需求。《中医药发展战略规划纲要(2016—2030年)》提出要发展中医药健康旅游服务。推动中医药健康服务与旅游产业有机融合,发展以中医药文化传播和体验为主题,融中医疗养、康复、养生、文化传播、商务会展、中药材科考与旅游于一体的中医药健康旅游。

(二) 纸媒传播

1. 图书　图书是人民大众获得知识(尤其是系统专业知识)的主要途径。《新中国六十年中医图书总目》一书收载的新中国成立60年(1949—2008年)来全国各地出版的中医药图书达 37 572 种。据开卷数据统计,2016 年全国图书零售市场中医图书动销品种已达 16 657 种。近年来掀起了中医养生图书热,很多非医学专业出版社也都介入了中医药类图书的出版,民众中出现了一股阅读中医药科普著作的热潮,各类中医药科普书籍在市场上不断涌现,甚至一度高居热销书籍的榜首。目前国内出版中医药图书的专业出版社有很多,它们是弘扬中医药文化的重要窗口、交流中医药学术的重要阵地。

2. **报纸** 报纸是大众传播最早的媒介形式之一,虽然新媒体的出现给报纸行业带来了不小的冲击,但报纸对文化的宣传仍发挥着权威的主导作用。中医药类的报纸定位首先是行业重大新闻信息的发布,重点宣传国家中医药政策法规,发布中医药医疗、教学、科研、国际交流等方面的重要新闻和信息;其次是让行业内专业人士及时获得知识更新、学术前沿、临床应用等的最新信息;再者是面向大众普及中医药知识,为百姓健康提供权威的指导。

中医药专业报纸的受众毕竟有限,面向大众传播的中医药科普知识更需要借助都市报之类的大众报纸,很多大众报纸都开辟有健康专栏或中医药专栏,从不同角度向大众传播中医知识。

3. **杂志** 也称为期刊。杂志种类多、专业性强,往往针对特定阅读人群。中医药学术期刊是中医药学术传播的主要媒介之一。主要立足于中医药研究前沿,反映中医药最新科研成果和学术水平,注重学术思想和信息的交流,有助于提高广大临床工作者的中医药理论水平和临床诊疗技术,可促进国内外中医药学术交流与合作,促进中医药国际化进程。据统计,仅专业中医药期刊就不少于 120 种。这些期刊向广大读者提供权威、科学、地道的中医养生保健知识和技能,弘扬优秀中医养生文化,正确引导养生保健舆论。

(三)传统媒体传播

1. **广播电台** 广播电台也是中医药传播的一大重要媒体,很多电台开设有中医药传播相关专栏。如中央人民广播电台"中国之声"的《国医堂》栏目,上海人民广播电台的《活到 100 岁》、东方都市广播的《名医坐堂》、山东新闻广播的《中医宝藏》等。有些栏目还以评书等形式进行中医药文化宣传,如中央人民广播电台录制的《神医华佗》等。

2. **影视作品**　影视作品特有的渲染技术可以给观众留下深刻、持久的印象,能够在很大范围内调动观众的情绪,形成很好的传播效果。随着时代的发展,有关中医药的电影、电视剧、纪录片、动画片,以及中医药题材的电视栏目,已成为很多人获取中医药知识的主要途径。

3. **流行歌曲**　中医药的传播可与受众主要是青少年的流行文化有机结合。流行文化具有渗透性强的特点,使其极容易在短时间内爆发式传播。如歌曲《本草纲目》,将16味中药名称与中华民族的自豪感,用美式嘻哈和中国风的方式糅杂在一起,曲风朗朗上口,让青少年大开眼界,了解中医文化的智慧。

(四)新媒体传播

1. 网络新媒体

(1)网站　网站简单分为个人网站、组织网站和门户网站。其中门户网站有着规模大、内容多、影响力大等特点,是提供综合性网络信息资源和服务的系统。目前国内颇具影响力的中医药网站有"中医药管理局政府网站""国医网""中医中药网""中医世家""中华医学网"等。另外,很多医药企业、医院、养生文化等网站上都能看到中医药传播的影子。很多网站的模块都包含中医药文化、中医养生、中药园地、中医研究、中医大讲堂、中医药保健等栏目模块。

(2)微博　微博凭借其低门槛、传播快、现代化、电子化、平民化、普泛化的特点,已成为当下重要的信息交流和社会交往工具之一。据统计,截至2022年第一季度,微博月活跃用户达到5.82亿,日活跃用户达到2.52亿。医疗卫生领域也进入了自媒体时代,越来越多的医护人员开通了微博账号。所有博主都可对中医药的传统、文化、历史、养生等进行展示,让博大精深的中医药文化充分展示在人们面前,由于受众群体比较多,众人转发的信息可能会比一位国医大师在电视上讲座的影响还要大。

(3)短视频、音频　即用户自我录制音频和视频节目通过网络传播。目前,在移动互联网的新媒体传播环境中,短视频媒介逐渐成为文化宣传与内容传播的主流阵地。在快手、抖音等短视频平台,以及喜马拉雅、蜻蜓调频等在线音频分享平台上,能见到不少的中医药专家的传播内容。

(4)虚拟沉浸式传播　5G技术的不断普及与发展,解决了传输速度慢、延时等问题,它高带宽和低时频的特点,也让四维重建应用前景变得更加广阔,使得VR、AR等虚拟制作技术为中医药带来沉浸互动式传播的可能。但沉浸式传播需要专业的设备与程序化的制作流程,中医药从业者很难在短时间掌握,应积极和专业团队合作,这样在保证内容的准确性的同时又可以保证传播形式的稳定性。

2. 手机新媒体

(1)微信 微信不同于微博,主要是受众群体不同,微博传播信息的观看性不如微信,因为微博的粉丝可能比较松散,微信的传播比较直接,观看率比较高,而且在传播的过程中,微信信息发布之前还可以对受众群体进行筛选,可控性比较强。微信公众号是信息传播的主要阵地。目前全国中医药政务部门、中医医院、中医药院校、知名中医药企业、中医药报纸期刊等大都开设了微信公众号,成为中医药公众号的主力。

在利用微信平台进行中医药传播的时候,应该加强与微信用户的互动效果。微信公众号在与受众的交互过程中,要积极运用多种方式,针对自己推送的内容,能够让受众得到权威的解释和答疑,提高受众的学习兴趣,推出的知识能够解决受众普遍关注的问题。让受众在接受知识学习的过程中能比较灵活地进行查询、提问、讨论、转发等操作,从而实现微信公众号和受众之间的信息双向传播,提高受众的参与度;让中医药文化在受众群体中的关注度不断提升,从而提高中医药文化传播效果。

(2)手机报 是手机用户通过手机阅读新闻的传播类型,是新闻提供者、移动通讯商、网络运营商合作为用户接收新闻搭建的平台。定期推送的手机报很多包括一定量的中医药养生保健知识。

3. 新型电视媒体 包括移动电视、数字电视、交互式网络电视等。其中移动电视除了具有覆盖面广、移动性强、"强迫收视"等特点外,最显著的功能是可以及时发布城市应急信息。其主要表现形式为公交车、地铁上的移动电视。上海、南京等地都曾举办过"中医药文化进地铁"等的活动。

4. 户外新媒体 是指在户外人群聚集的地方,如写字楼前、购物中心大屏幕,安放数字电视的新媒体。

（五）专业传播

1. 政府公告 政府公告是国家权力机关、行政机关向国内外郑重宣布重大事件和决议、决定时所用的一种公文。其内容庄重、严肃，体现着国家权力部门的威严，既能将有关信息和政策公之于众，又注重国内外可能产生的政治影响。中医药相关成果经由政府公告的形式公布，不仅可以引起国内民众的关注，更可以在国际上产生巨大反响，对中医药的传播发挥重要的作用。

2. 学术会议 学术会议是一种以促进学科发展、学术交流、课题研究等学术性话题为主题的会议，一般都具有权威性、知识性、交流性和互动性等特点。参会人员都是在这一领域有成就的科学家、学者等。与会者往往都会将自己的研究成果以学术报告、展板、会议论文等形式向其他与会者展示出来，使得交流互动更加直观、效果更好，能让这一领域的最新研究成果得到更广泛的宣传和传播。中医药各学科的学术会议每年都会召开，这些学术会议对于中医药学术和中医药文化的发展和传播都发挥了重要的推动作用。

3. 教育传播 中医药的传播与发展必须做好传承工作，将前人的医学智慧、学术成果、临床经验进行系统的记录、保存和消化，才可能面对临床实际进行知识的创新。我国现有20余所高等中医药院校，还有其他医学院校的中医药学院或系，以及不少的中医药专科学校。在高校的人才培养过程中，特别是中医药高等学校的教育中，弘扬中医药文化是学校的神圣使命。当今，在信息技术快速发展，继承和发扬传统的中医药文化，提炼中医药文化特色，实施中医药文化教育不再仅仅是课堂和书本上的教育。高等学校要结合学院的专业人才培养方案，把中医药文化和学生的人文素养结合起来，通过多种形式了解博大精深的中医药文化，提高学生的学习兴趣，助于传承和发扬中医药文化。

目前培养中医药人才主要在大学阶段，但中医学是需要终身学习的专业，要建立"中医药终身教育体系"，将中医药教育纳入小学、初中、高中各个阶段中。浙江、北京、河北、内蒙古等地已将中医药知识编入中小学教材，使中小学生了解中医文化。

（六）中医药跨文化传播

现代信息社会,媒体形式和传播方式丰富多彩。中医药跨文化传播要着手整合各种传播媒体,不仅要利用好传统媒体,而且还必须学会利用现代网络和数字传播手段,充分发挥新媒体在传播速度、互动性、生动性等方面的优势,使中医药文化能够在信息媒体渠道中更好、更快地传播。中医药跨文化传播,首先,要明确中医药文化本身的特性及当下传播受众的特征;其次,要分析新旧媒体的优劣势,整合各方面信息资源,选择合适的传播媒体,形成中医药新型传播矩阵;最后,创新传播中医药的途径,根据内容与受众的差异,设计不同的传播路线,进行针对性传播。

（七）打造中医药品牌传播

中医药传播应在合适的平台发声,形成中医药自己的、能够长期保持影响力的传播品牌,以此推动中医药文化的传播。可以围绕中医药名医名家成立工作室,根据名医学术研究的侧重点,组织团队力量,针对目标受众设计传播内容,充分开发以"国医大师""全国名老中医"为代表的中医药领域的无形资产。2022年,中华中医药学会牵头组织遴选了51个中华中医药学会名医名家科普工作室和20个科普基地。名医名家科普工作室旨在鼓励中医药领域、知名专家参与科普工作,调动和综合利用社会科普资源,助力提高全民科学素质;科普基地旨在加强科普基础设施建设,助力全国科普教育基地发展,鼓励社会各界参与、支持科普工作。

（张慧卿）

第四节

中医药的传播内容选择

传播内容主要包括文化习俗、价值观、认知行为方式、学术理论、实用技术、人际关系等信息和知识。成语"对牛弹琴"是讥笑听者听不懂对方说的内容,但从传播学的角度来看,则可以理解为说话的人没有针对受众说能使其理解的话,说其感兴趣的话。这个经典成语从另一角度反映出信息传播过程中的一个重要的环节,就是传播内容的选择和表达。中医药传播的内容主要有文化传播、科普传播、科学传播、新闻传播等。

一、中医药传播内容的一般要求

(一) 科学性

中医药传播的内容必须强调科学性,科学性是中医药传播必须遵循的首要原则,也是评价中医药传播作品优劣的重要标准。中医药学虽然是一门不同于西医学的知识体系,它是从宏观整体认识健康和疾病的古老医学,但中医药传播的内容也必须以事实为依据,要以公认的、已具有实践基础的中医药理论、学术思想及经得起实践的临床疗效和结论为依据,不能随意歪曲事实,也不能背离基本的常识和原则,将一些尚未成熟、尚未定性、尚未被公认的内容及科学幻想、科学假说,以及一些道听途说的内容进行传播。同时要坚决反对鼓吹神秘的、迷信的和反科学的思想和观点。对于中医药传播者而言,要尽力发挥自己的专业所长,从自己熟悉的领域着手,要确保传播知识的真实可信,要权威不要"戏说",要做到所传播的内容"有案可查,有史可依"。如果传播的是虚假不实的信息,尤其是有关于健康疾病的内容,不仅不能解决受众的诉求,还可能延误治疗,甚至贻害患者生命。如前几年有人打着中医的旗号制造了"绿豆治百病""冬瓜汁治胆囊炎""生吃泥鳅能去火"等荒诞无稽的养生闹剧,这些传播内容不仅不符合中医药理论,还有损中医声誉。

(二) 通俗性

科学传播的内容要符合受众需要,太深奥很难吸引受众的兴趣。各学科都有非常繁复的内容体系,不是本专业的人很难理解,中医药专业更是如此,内容晦涩难懂,医理深邃,对普通大众而言难以正确理解和运用。因此,中医药传播,内容要做到通俗化,不能原封不动地把学术内容搬到面向普通大众的传播中去。要对专业的中医药知识进行改造、加工,主要有两种方式:一是执简驭繁,即从选材上进行简化。比如说一种病,不管它的内容多么繁杂,只选择其要点,而且是普通大众最需要知道的要点,其他的可以简要提及或略过。二是深入浅出,要把深奥的中医药知识用大众喜闻乐见的形式表达出来。在内容上要满足受众的需求和适应他们的理解能力,要多用日常生活中的普通知识和比喻说明道理,切忌用过多的专业术语来说教。

(三)实用性

中医药传播,尤其是针对普通大众的科普要突出实用性。所谓"实",就是要符合受众的实际情况,满足受众的实际需要;所谓"用",就是所传播的知识和方法有较强的可操作性,便于受众掌握,学了之后就会用。所以要求传播中医药知识时,必须切合受众的具体需求。针对一些常用保健,如人参、黄芪、冬虫夏草、石斛等药物的介绍,对避免乱用药、滥用药的现象起到积极的作用。

(四)趣味性

趣味性是提高传播作品可读性的重要手段,是吸引受众的重要因素。其中传播作品的内容是产生趣味性的基础,表现形式是产生趣味性的手段,两者缺一不可。就传播作品来说,内容是指它所含有的知识。心理学认为,人的感情和情绪因需要的满足与否而具有肯定或否定的性质。可见知识必须在满足受众需要的条件下才能引起兴趣。换句话说,传播作品的趣味性从根本上说是来自科学本身的内蕴,即好的内容。因此中医药传播,首先要打好内容这个基础。既然"满足需要"是产生阅读兴趣的心理基础,那么按受众需要选题就是一个重要的标准。还必须有引起受众兴趣的表现形式。同一个知识点,可以用严肃、朴实的形式写出来,也可以用通俗、生动的形式表现出来。对于一般读者而言,显然前者是枯燥的,后者才是有趣的。只有内容不管形式的作品,必然缺乏吸引力;片面追求形式的趣味性而无内容作基础,就会言之无物。因此,中医药传播一定要从内容和表现形式的选择上注重趣味性。例如,获选2021中医药年度科普作品的《漫话中药》系列,就是采用深受青少年喜爱的四格漫画、动漫等传播形式,用讲历史及日常生活故事的方式将医理深奥、言语晦涩难懂的中医药知识表达出来,从而能培养青少年对中医药的兴趣。如"薏苡明珠"一集,通过马援将军在平叛战斗中用薏苡仁给士兵祛除水土不服,从而取得平叛胜利的情节,讲解了薏苡仁的功效,较好地科普了薏苡仁的食补功效及中医相关的知识。知识点清晰,故事融入自然,既弘扬了中医传统,又表达了文化自信,生动而富有教育意义,这样的表达方式易获得受众的欢迎。

(五)针对性

传播中医药信息时要明确受众群体,要根据受众者的年龄、职业、文化程度、健康状态、所患病种及诊疗需求等,有针对性地选择传播的内容。如老年人比较注重养生方面的知识,新手爸妈注重育儿等的话题,白领对亚健康、职业病等更感兴趣。还要尽量为受众提供个性化服务和建议,以方便他们了解自己感兴趣的知识,便于提高人民群众对中医药的关注和增强对中医药的喜爱。

二、中医药传播的主要内容

(一)中医药文化传播的主要内容

中医药文化的核心内涵可以概括为5个词:以人为本、医乃仁术、大医精诚、调和致中、天人合一。有学者把中医药文化内涵界定为中医药的内在价值观,引领我国中医药领域未来的发展趋势,并对中医药思维方式和行为准则进行规范,是一种可以在感知生命、防治疾病过程中反映人文精神的优秀文化。中医药文化传播具有学术传承、社会教育和文化强国三项功能。由于中医药文化所涉及的内容非常丰富和广泛,内涵又十分深奥,很难做到面面俱到的传播。因此,在进行中医药文化传播时,必须要抓重点,即对中医药文化三大核心内容的传播:一是核心观念:"天人合一、和谐共生"的整体观思想;二是"象思维"的核心认识思维模式;三是"道法自然、以平为期"的核心行为。

(二)中医药科普传播的主要内容

中医药科普传播的内容应根据人群的需求进行调整。由于中医药科普还没有较为确定的体系。中医药科普内容包含:中医药特色与优势、中医药文化核心理念、中医诊疗、中医典故及趣闻、中医药基本理论、中医养生知识、常见病的中医药预防及保健、中药采收炮制知识、中药性味归经知识、中药配伍知识、中药材鉴别知识、现代中药加工知识、保健中药安全应用知识等。

(三)中医药科学传播的主要内容

中医药科学传播的内容主要包括三大类:一是对中医药发现的人体生理、

病理事实、中医药认识人体和疾病的各种学说、中医药科学研究的最新进展等进行科学传播;二是对中医药的生命观、价值观、健康观、疾病观、养生观等进行科学传播;三是对中医药具有可操作性的临床治疗技术、养生康复方法等进行科学传播。

(四)中医药新闻传播的主要内容

中医药新闻传播是为受众关心的新近发生的与中医药有关事实的信息进行传播。主要包括三大类:一是中医药行业政策,如《中华人民共和国中医药法》等政策的出台,以及每年的中医药工作会议对当年中医药工作的安排等。这些与多数人利害相关,具有一定的社会意义和传播的重要性;二是民众关注的社会热点事件和问题,如国医大师、全国名老中医评选等;三是民众关注的健康话题,如感冒多发季节对感冒的关注、天气变化时如何预防疾病等。利用百姓日常生活中的这些关切点,及时借助这些话题,开展中医药传播。

(张慧卿)

•••••••••••••••••••••••• 参考文献 ••••••••••••••••••••••••

毛嘉陵,毛国强. 中医传播学[M]. 北京:中国中医药出版社,2021.

•••••••••••••••••••••••• 思 考 题 ••••••••••••••••••••••••

1. 中医药传播者应该具备哪些素质?

2. 您是否有意愿做中医药传播?打算做哪方面的内容?计划通过什么形式和渠道传播?

第三篇——

医学传播学
实践

第七章 "达医晓护"医学传播智库

第一节

"达医晓护"医学传播智库发展历程

一、"达医晓护"品牌缘起

　　《"健康中国2030"规划纲要》提出：没有全民健康，就没有全面小康。现代医学模式正逐步从"以治病为中心"转向"以健康为中心"。医学科普也正是实现"健康中国"的战略需要，所以医务人员应扛起医学科普这面大旗，以"不治已病治未病"为荣誉。

　　随着新媒体时代的到来，特别是以微博、微信为代表的自媒体平台繁荣发展，造就了一个"人人传播、万物皆媒"的时代。以智能手机广泛使用为基础的微信公众号，更是成为人们信息来源的主要渠道。开设微信公众号，用大众最为简单易得的方式，进行健康科普，其意义是不言而喻的。

　　正是在移动互联网大爆发的时代背景下，2016年3月28日，在上海市科学技术委员会、上海市科学技术学会共同指导下，由时任上海市第六人民医院急诊部主任王韬领衔的医护团队打造的"达医晓护"前身——"大医小护"医学科普微信公众号正式创立。至此，一个全方位、从线上拓展到线下的医学科普品牌悄悄开始孕育、成长、蜕变与升华。

公众号创立初期,团队成员在日常繁忙的临床工作之余围绕互联网热点话题进行医学科普推文编撰工作,同时也在公众号后台不断与粉丝互动交流。随着志同道合的医护同仁陆续加入,队伍逐渐壮大,公众号的内容也逐渐完成了从转载到原创的转变,而且创作主体无一例外都是临床一线的医务工作者或者其他具有医学教育背景的专业人士。

2016年4月26日,"大医小护"公众号刚满月,便诞生了第一条"10万+"推文——《王驭恺医生,我的脚也崴了~》,后台阅读量超百万,视频点击量超千万。4月27日,有关"崴脚医生"的帖子和报道开始铺天盖地而来,"崴脚"成为当时互联网的热搜词。随后,"大医小护"趁热推出了有关崴脚治疗的科普文章;最终,"大医小护"除了收获了一篇"10万+"的文章外,还造就了一位网红医生,并达成了科普的初衷。尝到医学科普的"甜头"后,团队成员有了更深的思考,如何借互联网东风,把医疗健康的科普知识传得更广、更远。"小编"们通过漫画图文、视频等手段制作发表贴近网民生活、追踪热点的就医贴士、护理宣教和医学常识。在这里,医学科普与社会热点紧密相连:"明星自杀,抑郁症如何应对?小苏打能杀癌,肿瘤细胞的天敌是什么? 女乘客跳海,海水会如何杀死她?"甚至连希拉里一个踉跄,都能用来扒一扒帕金森病。也是在这里,医生护士们纷纷走上了"演艺"道路——药剂师美女护士,吐槽不正确的输液观念;医学教授高歌一曲《凡人歌》,唱出了"把生活放两旁,把救治摆中间"的理想。就在这样一群有着科普理想和追求的医护团队不断"脑洞大开"中,公众号粉丝数不断增加,平均阅读量保持在每篇3000以上。2016年11月28日,公众号诞生8个月之际,中国科学技术协会正式发文,将"大医小护"公众号纳入科普中国传播方阵,授权"大医小护"公众号使用"科普中国"品牌标识,使"大医小护"微信公众号成为医学健康科普的国家队、排头兵。

在"大医小护"微信公众号自媒体运营逐渐稳定成熟的基础上,团队也感受着时代脉搏的律动,自建了"达医晓护"官方网站,并相继在人民网、中国网、新华每日电讯、新华社手机客户端、腾讯大申网、上海市科学技术委员会科普云建立了独立的菜单或专栏,还入驻了国家卫生健康委员会"健康中国"、网易、腾讯新闻、天天快报、今日头条、一点资讯、健康界、搜狐健康等品牌或平台。在此基础上,团队顺理成章地完成了从公众号到"达医晓护"全媒体医学科普品牌的蜕变。

"达医晓护"全媒体医学科普品牌,寓意"通达医学常识,知晓家庭护理",是在中国科学技术协会指导下,由中国科普作家协会、上海市科普作家协会医疗健康专业委员会的临床一线专家为主体的,集人才培养、作品原创、自媒体运营、实体基地打造和科普学术研究为一体的纯公益医学科普品牌,也是上海市科学技术委员会、科学技术协会科普信息化建设的重点项目。

二、"达医晓护"品牌特色

全媒体医学科普品牌的特征主要有以下几点。

(一)内容原创化

所有科普作品均为原创,由专业医护人员撰写或把关,确保了内容的科学性和权威性。

(二)纯公益运营

作品的创作、推送,平台的维护等均由医护人员利用业余时间完成,实现了纯公益运营。

(三)无间断更新

截至2022年,"达医晓护"拥有超100个线上子刊,每个子刊均由医学专家担任主编,每天均有1~2个子刊发布科普作品,实现了无间断更新。以"大医小护"微信公众号为例,在周一到周五每天早上7点更新,在周末则中午12点更新,全年无休。在上海市卫生健康委员会新闻宣传处发布的健康微信公众号大数据中,"达医晓护"微信公众号被列为"唯一365天全勤的健康科普平台"。

(四)内容、形式、渠道三位一体

与健康资讯类网站不同,"达医晓护"不仅致力于传播科学、权威的内容,还用文字、漫画、音频、视频等多种传播形式,利用线上、线下多个传播渠道,实现了内容、形式、渠道的三位一体。

(五)将社会责任与学术发展相结合

要想实现医学科普的可持续发展,必须将社会责任和学术发展相结合,让科普的选题、实施、评价、反馈形成闭环。"达医晓护"的专家们斩获了十几项国家级、省部级课题,召开学术年会,并获得中华医学科技奖、上海医学科技奖和湖南省中医药科技奖等。

"达医晓护"目前已是一支由300多位医学专家组成的团队,专家来自全国近20个省份。各栏目的主编或项目的负责人,绝大部分来自临床一线,科普的内容也涵盖了各方各面。除了内、外、妇、儿科等临床专业医学知识,还包括诸如公共卫生、疾病预防、院前院内急救、实用就医贴士、康复及护理、用药安全、检查检验报告结果解读、社区卫生服务、全科医学、医院管理、医保制度、相关卫生政策解读和医学科普节目的媒体传播等前沿内容,还涉及中西医结合、医学人文、医学伦理学、医学传播学、行为医学、高原疾病等研究热点或边缘学科。以聚焦健康或行业热点,加以挖掘并深度分析,以为公众提供及时有效的医学科普知识为特色。同时注重新媒体创新,由医护人员自编、自导、自演,用"追踪辐射式"的科普,延伸医学服务的时间与空间。科普作品形式丰富多样,除了传统的文字表现形式,还研究创新了漫画、朗诵、相声、歌曲、人体彩绘、微电影、诗歌和小品等表现形式。这些作品在微信公众号、各大门户网站等平台同步推送,总阅读量超过10亿。

"达医晓护"全媒体医学科普品牌先后获得了"腾讯优秀民生账号"称号,上海市医学会青年科普能力大赛一等奖,上海市医学伦理科普优秀成果,江苏省公益广告大赛入围奖,"山东科协星"杯科普公益广告大赛优秀奖,"健康中国,美丽上海"科普公益广告大赛银奖,上海医务系统"星光计划"三等奖,上海市科技成果,腾讯科普"最佳运营自媒体奖"。2016年获得中国科学技术协会"科普中国"品牌授权,并在同年上榜了"中华医学科普十大新闻事件、新闻人物"。

回望发展之路,"达医晓护"经历了从公众号到全媒体,从转载到原创,从少数创作者到科学团队,从线上传播到线上线下实物传播,从单纯的文字到视频、漫画、歌曲等多种形式,从地方到全国,从科普实践到理论提升的一系列转变,踏踏实实地走出了一条"科普学术化"的成长道路。

(朱建辉)

第二节

"达医晓护"医学传播智库建设情况

通过"达医晓护",由医护人员创作的医学科普内容能够更广泛、更权威地面向大众传播。王韬教授领衔的团队考虑怎样能够对医学科普进行学术性的研究,让医学科普不再仅仅是活动或靠情怀做的事情,使之能更好地服务于普通大众。同时也让广大的医护工作者能够更好地用理论来指导实践,让医学科普更加权威、规范。

2017年12月17日,以科普学术化为导向的"达医晓护"再次升级,"达医晓护"医学传播智库应运而生。

智库建立以来,不断深化科普作品创作工作,以主编负责制度和栏目轮值制度为基础,建有124个线上子刊,累计原创科普作品(含视频、漫画、微电影)超过3000部;出版医学科普和学术著作20余部,累计超过400万字。在自媒体运营方面,建有公众号"大医小护"和网站"达医晓护",所有运营人员都由在职医护人员利用业余时间完成,每日推送、年中无休。内容同步于人民网、中国网、网易新闻、搜狐健康、今日头条、一点资讯等,形成全媒体矩阵,累计全网阅读量超10亿。

除科普作品原创和自媒体运营之外,"达医晓护"医学传播智库在项目落地、人才培养、学术研究以及产业发展等领域也在不断进行挖掘和探索。

一、实体品牌项目建设情况

智库在线上开拓传播途径和载体的同时,也注重线下和实物传播,积极打造科普实体落地项目,建设有汇泰大楼"科普示范楼宇"、"医笑解忧"科普相声、黄浦区体检站"智慧蓝领"工作站、大健康工程管理示范基地、医学传播与网络游戏融合创新战略联盟等10余个品牌项目,线下活动参与人数超过10万。

（一）"科普示范楼宇"项目

随着现代生活与工作节奏的加快,办公楼内的白领普遍长期承受着身体与心理的双重压力,随之而来的是亚健康和各类"白领综合征"的困扰,让他们越来越注重健康。2017年,智库与上海电力实业有限公司合作,在下属上海汇泰大楼共建"科普示范楼宇",探索为职场白领提供具有针对性的健康科普服务。

项目每周开展一次"科普吧,汇泰"活动,让科普走进"格子间"、让线上的优秀科普资源切实"落地",打造写字楼内科普文化新阵地。被上海市科普作家协会医疗健康专委会和"达医晓护"全媒体医学科普品牌共同授予第001号"科普示范楼宇"。

"科普示范楼宇"项目不仅是线上科普品牌落地的重要探索,是新型楼宇健康文化的大胆尝试,也是对《"健康中国2030"规划纲要》的具体实践。

(二)"医笑解忧"科普相声项目

2017年,"达医晓护"医学科普相声首次在浦东塘桥社区演出。2018年,智库与新语相声掌门人、开创科技公式相声新模式的李宏烨博士团队合作,创建"医笑解忧"项目,探索将相声这一艺术方式运用到阿尔茨海默病患者的预防与康复中,让相声为百姓健康服务,这也是相声的一大创新。项目至今已创作出15个节目,累计现场观众超过3000人次,颇受观众好评。《健康科普相声创作与研究》也在2022年编排出版,通过不同的形式,包裹医学科普的内核,让更多百姓收获健康医学知识。

(三)"智慧蓝领"工作站

随着城市化程度的日益加深,蓝领群体日益崛起并成为职场中不可小觑的力量。他们往往从事劳动强度大、精神压力大的工作,时常身心交瘁,疲于奔命。中国整体经济水平的发展使得未来将会有越来越多的蓝领群体在解决温饱问题以后,开始关注自身的生活质量、个人尊严、价值实现等精神方面的需求,这个趋势在未来也将会更加明显。

2017年10月26日,中国科学技术学会办公厅、人力资源社会保障部办公厅、全国总工会办公厅、全国工商联办公厅联合发布关于《"智慧蓝领"专项行动实施方案》的通知,正式启动"智慧蓝领"专项行动。

在上述背景下,智库与黄浦区体检站合作建立"智慧蓝领"工作站,积极开展"智慧蓝领"健康科普线下培训及科普活动,同时开展"智慧蓝领"健康状况调查和科普需求调查,形成《蓝领健康状况调查报告(上海)》《蓝领科普需求调查报告(上海)》,出版《智慧蓝领健康指南》,为全民科学素质行动计划纲要办公室,为国家和地方人民政府提供可靠的决策依据。

(四)大健康工程管理示范基地项目

2021年1月,"忘不了餐厅"实体店在上海永嘉庭正式试营业。"达医晓护"医学传播智库与"忘不了餐厅"共建的"大健康工程管理示范基地"也同时亮相。基地以打造"上海健康文化地标"和"上海科普志愿服务品牌"为抓手,通过科普讲座公益沙龙等活动,向大众科普如何照顾认知障碍的老年人,如何了解认知障碍,如何理解有认知障碍患者的家庭。同时基地也为认知障碍患者的家属提供心理辅导,为老龄化社会背景下的大健康工程管理探索创新路径。

同年,智库与交银人寿共建"大健康工程管理示范基地",该示范基地基于人群健康大数据,创新性地推出精准健康科普与健康服务。基地的揭牌也标志着交银人寿与"达医晓护"战略合作顺利启动,开创了国内寿险公司与医学智库在健康管理和传播领域官方合作之先河。

(五)医学传播与网络游戏融合创新战略联盟

游戏是科技与人文结合的产物,有义务也有责任承载更高的社会使命,发挥广阔的应用空间。在公众对健康资讯的基本需求下,医学科普与网络游戏融合创新的新模式——健康科普游戏应运而生。

2021年,智库联合多家互联网公司共同发起创立"医学传播与网络游戏融合创新战略联盟",成立了上海市科普作家协会医疗健康专委会科普游戏学组,发表了主题为"发展健康科普游戏,创建绿色网络生态"的专家共识。共识建议:健康科普游戏的内容应服务于国家战略;健康科普游戏的玩家对象除了青少年,应该更加关注于社区老年群体,实现终身教育,推进康养结合;要加大医护人员和健康传播学者对于科普游戏研发、创作的参与力度;创立新型的行业组织和学术团体,以试点项目为抓手,达到医学知识普及与网络生态建设的双赢。

二、科普人才培养情况

中国特色社会主义进入新时代,我国经济由高速增长转向高质量发展,全面开启世界科技强国和社会主义现代化建设的新征程,在若干领域开始成为全球的创新引领者。然而,抢占科技制高点,在重点领域关键环节上的创新任务依然艰巨。科学普及作为创新之基,承担着应对全球变局和国内发展需要的时代使命,需要强有力的人才和智力保障。因此,新时代科普工作要把科普人才队伍建设放在优先的位置。

智库在上海交通大学建有"达医晓护"科普社团和网络文化工作室,开展了"科普喜洋洋"中外大学生科普相声创作表演系列活动,创办了"菁菁校园杂志"专栏(达医晓护子平台),由工作室作为运营主体,学生社团协同,面向大学生群体定期创作原创医学科普文章。在广东医科大学第三临床医学院成立了"蚂蚁传播工作室",研究并实践医科院校师生群体的教学促进与医学传播工作。举办了全国性的"我眼中的健康生活"科普摄影大赛等。

依托智库平台,高校学生与医护人员联合自编、自导、自演,不断创新科普形式,诸如漫画、朗诵、相声、歌曲、人体彩绘、微电影、诗歌和小品等,创作出众多的科普作品,其中也不乏一些佳作。其中,微电影《我的无烟女友》获评了2018年上海交通大学第二届网络文化艺术节的优秀微作品。科普作品不仅使受众得益,在作品的创作过程中,也让创作者们从中得到了锻炼,提高了自身的健康素养与科普能力。相关人才培养工作成为上海市哲学社会科学规划教育学和上海市高校智库内涵建设项目。

三、学术研究情况

科普是一门实践与研究结合的学科,系统研究是科普学术的生命力所在。"达医晓护"坚持走科普学术化的道路,积极探索科普与学术之间的有机结合。

(一)首创"科普学术化"理论

王韬教授领衔的"达医晓护"医学传播智库团队,创造性地提出了"科普学术化"理念,即将科普研究纳入系统专门的学问,探究健康传播在医学实践中的规律并学科化发展,形成"从科普的选题到执行,再到评价和反馈"的学术闭环。特别是对健康与医学传播的效果评价,要聚焦到公众健康指数或疾病发生及预后的量化指标,而不仅仅是活动的参与人数或网络点击量。

在此基础上,团队提出现代医学传播学理论框架,也就是将传统的健康传播学者为传播主体发展为健康传播学者和医学专家为共同主体;将传统的二级传播模式发展为可以原创及自主鉴别的一级传播模式;将传播对象从传统的大众拓展至同行;将传播内容提炼为"病—看病—看待病"3个层次;将传播内容从传统的健康养生知识(病)拓展到就医的政策、制度、流程和实操注意事项(看病),再到医学科学精神和医学人文理念,以及剖析生命的规律、解读医学的局限性(看待病)。主张让健康传播教学从文科院校走进医学院校。医学传播学的提出,是健康传播学与医学的融合、创新、发展,是医学与传播学交叉融合的重要成果,也为医学科普与健康促进事业的可持续发展提供了动力。

(二)提出医学传播的创新定义

医学科学传播,简称"医学传播",顾名思义就是关于医学科学的传播。医学传播是从医学和科学传播中新兴的一个交叉领域,与传统科普有着密切的关系。医学科学传播包含了以下5个要素,即谁(who)来传播、向谁(to whom)传播、传播什么(what)、通过什么渠道(which channel)传播和传播具有怎样的效果(what effect),所谓的5W模型。这是对内涵的阐释,也是方法学,指导医学传播工作者准确、高效地开展工作。

(三)提出"医学传播学"学科构想

2018年,以"达医晓护"医学传播智库团队核心成员组成的上海市中西医结合学会科普专委会创造性地成立了"医学传播学学组",正式将医学科普的系统化、学术化、理论化、学科化建设提上议事日程。

之后,医学传播学团队正式出版了国内第一部系统阐述医学传播学的学术专著《医学传播学:从理论模型到实践探索》。

团队将"医学传播学"的学科构想在医学和非医学专业本科生中加以教学实践。广东医科大学、上海交通大学医学院以《医学传播学:从理论模型到实践探索》为教材,先后开设了医学传播学教学课程。杭州师范大学医学院、上海交通大学医学院、吉林大学第二医院、同济大学医学院共同发起成立国内首个"中国医学传播学教学联盟"。中国科普作家协会理事长、中国科学院院士周忠和院士和北京大学新闻传播学院执行院长、长江学者喻国明为首批理事单位授牌,为医学传播教学的健康发展创造了更好的条件。

上海交通大学医学院附属同仁医院建立了国内最早的医学传播学教学示范点。喻国明、李本乾、李麟学、白寅、孙少晶、白红义、王帆等40位传播学专家联合发布了国内首个"医学与传播学创新融合专家共识",正式提出"传播为医学减负""要在未来协同中各自发挥能力,成为一场合唱,而不是简单的叠加或取代"。发布国内首个《医院科普声誉调研报告》,用客观真实的结果为医院的科普工作提供标杆,为医学科普资源的科学配置提供参考。

医学传播学的提出,是健康传播学与医学的融合、创新、发展,是医学与传播学交叉学科的重要成果。相关研究获得了国家级、省部级、校局级课题50余项,含国家社科基金重大项目、国家社科基金一般项目、国家出版基金、国家科学技术学术出版基金等;获科技进步奖10余项,包括国家科技进步奖二等奖、上海市科技进步奖一等奖、中华医学科技奖科普奖等;创立的医学传播学学科已在上海交通大学医学院、上海中医药大学等高校开课,《医学传播学》理论专著(中英文)全球发行;团队创办了英文国际期刊*JEMDC*,发起了中国医师协会科普分会医学传播学专委会、上海市工程管理学会大健康工程管理专委会等学术组织。

四、产业化探索情况

如何实现科普产业化,已经成为振兴科普事业的关键。以王韬教授领衔的智库团队创新性建立"智慧医典"科普平台,开启科普产业化的探索之路。

平台创立之初便始终围绕健康科普进行产业化的创新和探索:一是平台以医学专家作为科技创新主体,改单纯的资讯输出型平台转变为用户交互型科普平台;二是首个将区块链技术作为核心技术运用到健康科普场景中,建立弱中心化健康科普文库;三是依托平台设计健康科普类落地项目,通过政府或企业购买服务实现产业转化;四是在产业化模式上将广告收入改为健康产品收入。

(一)用户交互型科普平台的产业化探索

传统的科普方法均源自传统的教育,如出版科普书刊给读者阅读,放映科普影像片给观众看,举办科普讲座、报告会以及组织参观实验室、博物馆等。这些活动的基本特征是"你讲我听,你做我看"。由于传播是线性的、单向的,科普的对象是被动的接受者,难以反馈自己的感受、疑惑和冲动,调动不起科普对象的积极性,效果是不理想的。"智慧医典"科普平台尝试从单一资讯输出型科普平台向用户交互型平台转型探索。

(二)以区块链技术作为核心技术的健康科普产业平台探索

平台尝试运用区块链技术,建设弱中心化健康科普文库,从而杜绝"竞价排名"之类的现象,规范健康科普资讯市场,同时面向用户提供免费浏览、收费服务项目,实现良性产业化发展。该项目已被纳入2018年度国家社科基金重大项目"大数据背景下医患关系的分析与政策研究"的子项目。

(三)政府或企业购买科普服务类产业化探索

依托平台,设计各类科普落地项目,由政府或企业购买,平台提供服务(包括前期项目组织策划、活动举办、项目宣发、总结评比等工作),以此进行科普服务类产业化探索。

"智慧医典"科普平台运行至今,已成为由中国科学技术协会科普部、上海市科学技术协会指导,权威医学和传播学专家共同主导创立,信息技术和健康产业相结合的国家级医学科普品牌。2018年,"'智慧医典'科普平台的产业化创新"项目获得了上海交通大学医学院转化医学协同创新中心合作研究项目。

"达医晓护"医学传播智库成立至今,先后获得中国科学技术协会"科普中国"品牌、"科普中国"共建基地、人民网战略合作品牌、上海市科学技术协会科学传播特聘团队、上海市发展战略研究所共建单位、上海市"十三五"推进公民科学素质建设示范项目、腾讯优秀民生账号等称号。团队宗旨是通过医学科普延伸医疗服务的时间与空间,不仅正向影响公众健康行为,同时参与有关部门健康决策。2018年10月25日,"达医晓护"在国家卫生健康委员会"健康科普和健康教育情况新闻发布会"上介绍相关经验。

(朱建辉)

第三节

"达医晓护"医学传播智库传播情况及社会评价

"达医晓护"医学传播智库的建设与发展推动了临床医学成果的实践应用;加快了医学新技术、新发明、新成果进入社会经济技术市场的过程;促进了医学科技人员的知识更新,增强了开展跨学科研究的能力;为推进大健康产业、完善公共卫生体系提供相关建议。

一、重要社会效益

智库负责人王韬教授是2018年中国科学院、中国工程院院士大会特邀嘉宾;受邀成为"纪念中国科协成立60周年百名科学家、百名基层科技工作者座谈会"正式代表;在2018年国家卫生健康委员会例行新闻发布会、2020年国务院联防联控机制新闻发布会上做了医学传播的工作汇报。

2017年9月全国科普日期间,"达医晓护"代表中华医学会,布展于北京主会场的中心展区,成为行业专家的驻足点。王韬教授所在的党支部先后创建了"上海市先进基层党组织"和"上海市党支部建设示范点",同时也是"上海市教育卫生系统先进基层党组织"和"上海市教育卫生系统党支部建设示范点"。"达医晓护"成为知名医疗健康公益类电视节目《X诊所》《忘不了餐厅》等的合作伙伴,并为其提供医学支持,实现了"原位、实时、在线"的医疗健康传播新方式,服务于数以亿计的电视与网络观众。

二、多次完成资政建言,获得各级政府高度认可

"达医晓护"的相关批示、内参或发文,详见表7-1。

表7-1　"达医晓护"的相关批示、内参或发文

序号	时间	批示或发文单位	主要内容
1	2016年11月28日	中国科学技术协会	发函授权"大医小护"微信公众号使用"科普中国"品牌
2	2018年5月28日	中国科学技术协会	发函邀请参加"百名科学家、百名基层科技工作者座谈会"
3	2018年5月30日	中国科协科技工作者日座谈会	参与发布《科技中国梦,建功新时代》倡议书
4	2018年7月18日	国家卫生健康委员会	发函派遣健康报、人口报记者进行健康科普典型个人采访
5	2018年10月19日	国家卫生健康委员会	发函邀请参加国家卫生健康委员会例行新闻发布会
6	2018年11月3日	中国科学技术协会	发函授权"达医晓护医学传播智库"使用"科普中国"品牌
7	2019年1月29日	国家卫生健康委员会	发函感谢激励医务人员开展科普工作
8	2019年5月30日	上海市科学技术协会	发函邀请出席中国科学技术学会"礼赞共和国,追梦新时代——科技志愿者服务行动"主题活动
9	2019年11月20日	上海市崇明区卫生健康委员会	基于大数据医患关系应急处置系统研究合作
10	2020年1月7日	国家卫生健康委员会宣传司	发函感谢在动员医务人员开展健康传播方面做出积极贡献
11	2020年2月12日	中国科学技术协会	新冠肺炎应急科普工作专报
12	2020年2月24日	中国灾害防御协会	"防控新型冠状病毒肺炎疫情工作情况"专题汇报
13	2020年3月23日	中国科学技术协会	关于建立全国应急传播机制的建议

（朱建辉）

第四节

经 验 总 结

"健康中国"是我国的基本国策。党的二十大报告指出,推进健康中国建

设,把保障人民健康放在优先发展的战略位置。积极贯彻落实党的二十大精神,走出一条中国式现代化健康治理新道路,更好保障广大人民群众健康是实现中国式现代化的题中应有之义,具有重要现实意义。

一、医学科普工作的目的

长期以来健康科普需求始终位居我国公民科普需求的第一位。虽然我们在医院里能够救护很多患者,但在医院之外以及在患者康复过程中,依然有很多患者需要专业医护人员、专业医学知识的帮助。据国家卫生健康委员会统计,我国居民的健康素养目前仍较低,虽然较既往有所增加,但较发达国家仍有一定的距离,需要通过积极的健康教育和健康促进手段以提升。由专业的医务人员,采取不同的方法与媒介,进行医学知识的传播与推广,以提升普通大众的医学常识,提高其健康素养,无疑非常契合健康中国的需要。

医学科普无处不在,自媒体时代医学科普的内容参差不齐,普通民众难以分辨,其中虽不乏优质医学科普,但也有些平台为了提高点击量,用各种骇人听闻的标题引发人们的焦虑情绪来谋利,更有甚者因商业利益而竞价排名甚至主动传播谣言。因此,医学科普亟须形成规范的医学传播科学体系,从而限制"伪科学""标题党"的出现,也是自媒体时代规范自律的需要。

二、医学科普工作的实践与探索

面对着"伪科学",从事医学科普传播的医务工作者责无旁贷。但是如何传播、以什么方式传播,这是当前医务工作者想从事科普工作、但又无从下手的主要阻力。

慢性非传染性疾病可早期干预及预防,传染病也是可防可控的。社会需要形成合力,努力打造涵盖健康生活方式、疾病预防、诊断和治疗、家庭护理的全周期健康关乎解决方案,探索和建立中国人群慢性病的早期防治和干预的全程管理体系,并健全传染病的防控体系。"达医晓护"医学传播智库及医学传播体系的建立,可以促使医务人员积极参与疾病预防、健康生活方式的科学普及活动,防治结合,为公共卫生尽一份力量。

三、医学科普工作的意义

　　医学是一门有温度,也有局限性的科学。特鲁多医生说:有时治愈,常常帮助,总是安慰。在"看待病"这一层次上,引导患者正确看待疾病和医学的局限性,是对医学生人文精神和能力提升的有效补充,也是和患者间建立和谐医患关系的基石。

　　医学科普是一门实践与研究结合的学科,学术化是医学科普的生命力。让我们共同努力,让更多国人通达医学常识,知晓家庭护理!

（朱建辉）

························· 思 考 题 ·························

1. "达医晓护"的寓意是什么?

2. 您是否愿意用业余(课余)时间做纯公益性的科普活动？为什么?

3. 看到"达医晓护"的成功事例,您有哪些感想?

第八章　不同环境下的医学传播实践

教学目标
1. 熟悉不同环境下医学传播的内容和方法。
2. 了解不同环境下医学传播的特点和意义。

第一节

诊 室 传 播

　　诊室中的医学传播,是指在医疗机构的门诊、急诊,病房诊室等特定场所中所进行的一次与本次诊疗活动密切相关的健康知识的传播。诊室一般分为普通门诊、专家门诊、急诊、病房诊室等场所。传播者大部分为临床医生,也有参与门诊诊疗的护士等具有专业医学知识的人员。接受传播者一般为患者本人与家属。传播内容是与本次医疗活动密切相关的医学健康知识。由于医院诊室的特殊性和时间的限制,不常用多媒体或者书籍等传播方式,而需要借助语言来传播相关医学知识。

一、医疗机构诊室中医学传播的特点

　　诊室进行的是医疗活动,而诊室中的医学传播是医疗活动的一部分。这有别于我们在其他一些地方所做的医学传播。作为医务工作者,在社区进行医学传播时,我们主要进行的是传播工作,之后可以有一些健康咨询,这不属于医疗活动。举例来说,冠心病患者在就诊过程中,医生根据其病情开具治疗的处方,这时医生会建议患者改变生活方式、控制饮食、戒酒、戒烟等。在此过程中,医生需要简单明了地在有限的时间内告诉患者错误的生活方式和饮食习惯的危害。由此可见,诊室中医学传播的一个特点是有一定的时间限制性。

二、医疗机构诊室中医学传播内容的特殊性

在诊室中进行医学传播的主要目的是为这一次的诊疗活动服务,所以其内容应该与相关的诊疗活动相匹配,是针对患者疾病所进行的更精准、更直接的医学知识的传播。同时,传播的内容需要根据患者的病情、文化背景,患病时间等不同而作出调整,实现个体化的精准传播。这些与本次病情密切相关的医疗知识,对减少疾病的复发、控制疾病的发展相当重要。如果冠心病患者每天大量饮酒,即使接受正规药物治疗,也不能有效地控制疾病的进展。虽然一次医学传播可能就是聊几句话的时间,但是如果能够改变患者的生活方式和饮食习惯,将有益于患者的健康状况。

三、医疗机构诊室中医学传播方式的特殊性

相对医院以外的场所,医院诊室空间相对狭小,缺少投影仪等多媒体设备,同时由于就诊时间的限制,医生不宜做长篇大论的健康讲座,只能通过最简单快捷的方式,用语言给患者做医学传播,见缝插针、面对面地向患者及家属传授健康知识。这就要求医务工作者提高自身的医学科普素养,能够把专业术语用通俗易懂的语言表达出来,同时通过表情、肢体语言提高传播效率,这是比较高级的传播技巧。

四、不同诊室传播特点不同

普通门诊的患者多,就诊时间短,医生要在较短的时间内把医学理念精确地传递给患者,难度较大。虽然专家门诊就诊时间较长,但医生也很难花费大量的时间来和患者做医学知识的交流。由于专家门诊由高年资医生或者具有一定社会影响力的专家坐诊,他们所传递的医学信息比较容易被患者认可。

急诊室也是医学传播的重要地点。急诊患者因为病情危急,更多地关注于病情本身,而急诊医生要去解决当前的危重症问题。在这种情况下,要求急诊医生同时做医学传播,是一个很高的要求。但正是因为急诊患者所遇到的是急危重症疾病,他们更容易接受医生传递的医学知识。例如,长期吸烟的肺气肿患者突发自发性气胸,患者突然呼吸困难加剧。急诊医生给患者做诊疗的过程

中,例如在做胸腔闭式引流手术时,告诉他必须戒烟。在这种场景下,医生所传递的医学知识,更有可能被患者接受。

住院病房的患者与医生接触的时间比门急诊长,医生每天查房可以在短时期内多次与患者及家属进行交流,使患者对医生产生信赖感,医生的建议对于患者及家属来说更具有说服力。同时由于每天有接触的机会,医生可以和患者反复强调某一个疾病知识点,同时循序渐进,使得患者记住这些医学知识。住院部医生也比较容易得到患者和家属的反馈,知道患者和家属对于这些医学知识的接受和掌握程度,从而可以不断地调整传播内容和传播方式。

五、针对不同疾病、不同就诊需求的传播内容的特点

慢性病患者长期服药、经常门诊配药,他们对所患疾病的常见症状以及治疗原则等健康科普知识已经比较熟悉。这时,医生再去给他们传播这些知识没有意义。例如,来全科门诊配药的糖尿病患者,对于血糖的正常值已经了然于心,这个时候医生再去反复强调血糖这个数据,就没有意义,甚至会引起患者的反感。对于这类患者,可以做一些知识的延伸。可以提醒患者做糖尿病并发症的筛查,如糖尿病引起的视网膜病变。在接诊时询问患者有没有视力减退、视物模糊等临床表现,同时用几句话简单地介绍一下这种并发症,提醒他做这方面的相关筛查。患者对新鲜的知识感兴趣,更愿意听讲和更容易接受,从而达到医学传播的目的,早发现、早诊断、早治疗疾病。

对于一位慢性阻塞性肺疾病患者和一位肺癌患者,我们向他们传播戒烟、远离烟草的健康理念时,就要有不同的传播侧重点。慢性阻塞性肺疾病的患者,吸烟以后会引起肺功能进一步下降,影响生活质量,所以传播的目的是说服他们戒烟,重点讲戒烟能够减缓肺功能的损害,同时能提高他们的生活质量。大部分肺癌患者一旦知晓自己患了恶性肿瘤以后会选择戒烟,对他们来说,烟草的危害,已经造成了恶性肿瘤的后果,所以并不需说服他们戒烟。他们所需要的是如何尽快摆脱烟草依赖,可以给他们讲戒烟的技巧,帮助他们尽快戒烟,更为合适。

六、不同临床科室传播技巧和方式的特点

不同的临床科室有不同的特点,可以根据本科室的特点选择不同的传播技巧和方式。虽然诊室传播主要依靠语言,但可以借助模型、图片来讲明问题。手术科室医生可以事先准备一些印刷好的通俗易懂的类似于漫画的图片,然后在诊疗过程中借助这些图片向患者进行传播。例如骨科的骨折外固定手术,如果患者不知道"外固定"是什么意思。此时,医生拿出一张图片简单地向患者说明如何通过外固定方式治疗他的骨折,让患者迅速理解,这就完成了一次医学传播。在专家门诊患者等待就诊的时间段,利用电视等手段播放由该坐诊专家主讲的相关疾病的医学知识供患者、家属收看,也是一种很好的医学传播方式。

七、医疗机构诊室医学传播过程中双方的互动

医疗机构诊室中的医学传播具有精准、目的性强、与疾病高度相关等的特点。往往是一对一、面对面的传播,类似于学校教学活动中,老师和学生一对一的教学。在这种情况下,作为传播者的医务人员,要高度关注被传播者(患者)的反应和各种反馈信息。从患者的语言、面部表情、肢体语言等方面来判断对方对于这些知识的接受程度和理解程度,并及时调整传播方式和内容。

(刘宏炜)

第二节

社区及公众场合传播

一、社区与公众场所的定义以及对于医学传播的意义

社区在各种领域的定义略有不同,有100余种。社区是指若干社会群体或社会组织聚集在某一个领域里所形成的一个生活上相互关联的大集体,是社会

有机体最基本的内容。通常是指集中在固定地域内的家庭间相互作用所形成的社会网络。一个小区是社区,一个街道是社区,一个大学校园也是社区。现在,随着互联网生活的不断拓展,还出现了一种新兴的网络社区。

公共场所是供公众从事社会生活的各种场所的总称,是提供给公众进行工作、学习、经济、文化、社交、娱乐、体育、参观、医疗、卫生、休息、旅游和满足部分生活需求所使用的一切公用建筑物、场所及其设施的总称。典型的公共场所如图书馆、医院、电影院等。公共场所是和公共卫生和群体健康密切相关的。

对于医学传播来说,无论是社区还是公众场所,都具有人群相对集中、相互接触频繁的特点,有利于做各种形式的医学传播,也是医学传播的重要阵地。传统上,由社区街道或者小区组织的各种形式的线下医学讲座、健康科普活动、宣教栏等都已经存在多年,也确实发挥了一定的大众教育和引导的作用。近年来,由于新媒体的兴起,各种新型的医学传播形式也逐步出现和普及,比如各种多媒体显示屏的播放,社区公众号和社群的建立,短视频的传播,等等。新媒体的社区传播,不仅参与构建了城市社区的新形态与新关系,而且再造了城市公共传播体系。因此,我们在讨论如何在社区进行有效医学传播时,新媒体工具的应用不应忽视。

二、不同社区与公众场所医学传播的特点差异

不同社区、不同地点,医学传播的受众人群的特点和需求都有明显的差异,对于医学科普的需求也不同,想要做到传播效果好,就要针对不同的人群特点,采用不同的方法,因此分析和了解这些特点差异至关重要。

(一)居民社区

居民社区往往以家庭日常健康为主要关注点,老年人和儿童健康是关注重点。受众主体一般是居家人群,比如家庭主妇、退休人员等,由于这些人群对家庭成员的日常健康负有主要责任,同时也相对有时间和精力来关注医学传播。对于内容的需求会比较零散,相对集中在营养、家居卫生、老年人和儿童的照护等方面。医学传播的重点应该是纠正普遍存在的错误认知和不良生活习惯,引导健康的生活方式。以社区常见的科普讲座为例,多年来社区卫生服务中心承

担了社区健康科普的工作,并纳入机构的主要考核内容,社区家庭医生团队往往根据社区常见病和居民对健康医学知识的认知特点来设计和组织社区活动。由社区居委会负责组织工作,参与活动的基本为社区常住的老年人群,每次活动基本规模都在数十人左右,受众较小,而且这些老年听众进行再次传播的可能性极小。对于某些特定话题,如果对象为中年人群或者青少年人群时,社区组织往往显得无能为力。因此,多年来社区的健康科普活动内容选择就显得单一狭窄,传播效率较低。

(二)学校校园

校园内,老师是医学传播的主要需求者,也是重要的协同者。他们关注的主要是学生的心身健康,在中学和高校,性健康的问题尤其受到关注。校园内的医学传播相对比较容易组织,但是由于学生的特定心理特点,传播效果未必好。以"青春期性教育"主题的科普讲座为例,一般在初中校园内青春期性知识也是学校的必修内容之一,学校往往会以课程的形式,邀请专科医生讲授。但近几年,由于网络资讯的发展,青少年往往在低龄阶段就已经接触到相关的知识和话题,学校组织的内容大多数已经"过时",学生早已经了解和熟知。因此,内容更新的情况往往决定了这一课成功与否。在讲授生理卫生常识的同时,引导学生正确的观念,对相关问题的判别能力和解决能力成为更加重要的部分。这对于医学传播者来说,有相当的难度和挑战。

(三)楼宇和园区

在企业、商业集中的楼宇和园区,中青年群体占较大比例,成为医学传播关注的重点之一。这部分人群工作和生活压力大,空余时间很少。近年来,尝试将医学科普以园区或楼宇为对象进行传播,这涉及园区管理方的组织能力、对园区内企业人群的健康情况了解程度、科普话题与人群需求的匹配程度等。有些活动还是相当成功,比如,上海某社区卫生服务中心长期与区域内办公楼合作的"白领午间一小时"活动,利用工作日午间休息时间把员工组织起来,进行医学咨询、健康促进和医学科普等活动,切实满足了楼宇内工作人群的医学知识需求,受到普遍欢迎并能够长期开展,产生了品牌效应。

（四）康养和养老机构

康养和养老机构应当特别被重视,但是事实上,由于其介于医疗机构和社会机构之间,不论从量还是质上,对其的医学科普都远远不够。其重点传播对象其实不是老年人,而是他们的照护者。医学健康知识、技能的掌握,对于老年人的健康水平和结局来说,都至关重要。以护工人群为例,他们对老年人健康和疾病特点的了解程度、对老年人心理变化特点的掌握程度,往往决定了他们对老年人的照护质量。然而现状是,虽然养老机构的护工人群基本都是持证上岗,但是培训和考核的内容过于陈旧和简单;同时由于护工人群的文化程度普遍不高,对于培训的内容也是死记硬背,以求通过考核获得上岗证;更因为对护工的需求很大,更容易让养老机构降低门槛。基于以上情况,对护工的长期医学科普和健康知识的培训更为重要。针对在日常工作中遇到的情况,进行相应的再培训和相关健康医学知识的输入,应该成为养老机构必需的日常工作。

（五）新媒体社群

在各个新媒体平台上,汇聚了各种标签人群。医学传播比较重视的社群有:妈妈群体、一些特定疾病标签社群等。随着治未病观念的兴起,现在越来越重视非疾病人群,比如肥胖人群、老年人群等。在新媒体平台上,医学传播更容易吸引汇聚特定对象,相对来说传播效率会更高。但是,新媒体的快速发展同时也带来了另外的问题,比如谁有资格进行医学传播,其实这一直是比较棘手的问题。一方面,从内容角度很难界定哪些属于医学传播的内容而哪些不属于;另一方面传播者的身份认定也很困难,有的平台用"严控"的方法,需要进行医学身份认证方可入驻,但是更多的平台并没有限制,或者说基于以上这两方面,控制显然是有难度的。因此,新媒体医学传播,目前更多是在细分平台上进行集中的传播,比如像"达医晓护"这样的医学传播公众号,或者各大医院的公众号,或者专家个人的公众号或视频号。

三、社区与公众场所进行医学传播的形式、内容与难点

从医学传播形式来说,传统形式和创新形式各有利弊,也各有适用的场景和人群。

传统医学传播形式包括科普讲座、健康主题日活动、专家义诊咨询活动等。这些活动基本都是以线下的形式进行,通常会有一些海报等具象的辅助传播工具。科普杂志和书籍,以及电视广播的健康栏目等也是重要的传统传播形式。但是,随着人们社交方式的转变和纸媒的逐步衰退,线下聚集的时间和空间越来越难以实现,人们也越来越趋向于用线上的方式来替代线下见面,越来越习惯用电子阅读替代纸质阅读。

与此同时,随着中国互联网的发展创新的医学传播形式,也有了飞跃式的进展。根据中国互联网信息中心(CNNIC)于2023年3月发布的第51次《中国互联网络发展状况统计报告》,截至2023年12月,我国网民规模达10.67亿,较2021年12月增长3549万,互联网普及率达75.6%,"健康与医疗"位居我国网民所有搜索主题之首,我国网民对于医疗健康信息的需求在不断上升中。从图文到音频、短视频,从线上课程到脱口秀表演,凡是流行的信息传播方式,同样在医学传播领域广受欢迎。相对于传统的医学传播形式,这些创新形式具有更灵活的表现形式,适合不同的传播者选择自己擅长的方式,也对年轻的受众群体更有吸引力,这是新生代更为习惯和易于接受的输入方式。新媒体的传播效率也会更高,在合适的时间点与合适的传播平台,可以在很短时间内进行快速大量传播。这个特点其实与传统的电视和广播平台传播很类似,只是现在的新媒体平台门槛低、成本低,能够让更多的传播者、更多的内容同时进行。这些年,有不少医学专业人员,已经成功打造了很有人气的IP,也拥有大量的粉丝,成功打破了医学"神秘""高冷"的刻板印象,让医学变得更有趣、有味儿。

在传播内容方面,近5年也有了较大的变化,但是,由于医学的特殊性,与其他科普不同之处是传播后果可能会对生命健康造成影响。因此,无论形式如何变化,医学科普必须保证内容的正确性,避免出现错误与歧义。

以往的医学传播更注重于疾病的诊治,而近年来"预防大于治疗""以健康为中心""预防为主,防治结合"导向的主动健康逐渐成为热点。因此餐食营养、科学锻炼、预防疾病、心理健康等内容成为热门话题。值得一提的是,医学科普传播的内容除了需要具有科学性、知识性,还要做到趣味性与互动性结合,将受众的注意力从其他娱乐化内容吸引过来,有效地"抢夺"碎片时间,完成知识的传播,潜移默化培养大众对科普内容的兴趣和认知。

然而,创新的医学传播方式也同样有其短板。受众兴趣关注时间短、内容迭代更新极快,造成了三大难点:如何与特定人群建立长期有效链接？如何能长效并有效地更新内容？如何更持久地保持关注热度？与医学传播的细分领域相比,其他内容传播早已做了相当成功的尝试,诸如官方推流、新媒体账号矩阵、专业内容团队等,都是非常有效的增效工具。但由于医学的特殊性和严肃性,医学传播不能"带货",不能用来谋利,因此,如何支付这些成本并能够形成长效机制,需要政府、医院和其他相关机构和企业共同来探索。

四、社区与公共场所医学传播的形式创新探索案例分享

(一)复旦大学附属儿科医院"儿科医学体验馆"项目

2016年复旦大学附属儿科医院揭幕国内首个地铁"儿科医学体验馆"项目。体验馆坐落于上海地铁12号线顾戴路站,与复旦大学附属儿科医院相邻,包括一个50多平方米的互动体验区和一个30多米长的医学展示长廊。互动体验区通过放置CT机、X线机、手术台等一系列场景设施,可以让儿童模拟就诊体验,融入"角色扮演""分享体验""伤害防护""科普教育"等互动功能,让儿童在活泼有趣的娱乐体验中了解医院,消除对医院的恐惧,培养和激发孩子对医学的兴趣和想象。这个项目是儿科医院与多个爱心企业成立的联盟实施的,对接了公益平台资源,引入互联网概念,结合科技元素,融入互动功能,旨在通过帮助儿童熟悉就医过程、减轻焦虑恐惧;通过加强社区健康教育、预防疾病发生,促进儿童健康。

这个项目有几个鲜明特点:场所固定,常态化场景;活动多元,可灵活设置;紧密依托医院,确保传播内容的科学性和公益性。

(二)上海交通大学医学院附属同仁医院"同XIN共享会客厅"项目

2022年,上海市新泾镇社区会客厅项目与上海交通大学医学院附属同仁医院深度合作,打造社区健康主题客厅,成为城市"一街一品"的入选项目。这一项目对社区的老旧空间进行改造,打造融合共享活动空间、企业提供设施的智慧医疗体验区、健康生活宣传展示、体育局提供设备的社区运动空间和居委工

作空间为一体的共享空间,对全社区居民免费开放。

整个"共享会客厅"色彩明快活泼,内有适合10人左右小型活动的区域,也有可以同时容纳数十人的中型活动区域。由上海交通大学医学院附属同仁医院和新泾镇政府共同组织策划活动,分为常年展示项目、定期活动项目和临时活动项目三大类,并由居委会工作人员负责日常的运营管理。在"会客厅"内有一整面墙的社区健康地图,包括健身点(步道)、健康餐饮点、医疗保健机构等图示标注,引导居民采取健康的生活方式。在"智慧健康体验区",居民可以接触和体验到最先进的智慧健康设备,如可穿戴健康监测设备、AI全自动眼底检测等,引导居民主动管理自己的健康。在活动空间,由上海交通大学医学院附属同仁医院负责组织定期和不定期的健康直播活动、健康脱口秀表演和健身快闪活动,传播健康理念和健身技能。这个项目体现社区健康"网底"功能,将主动健康管理的策略在社区实践工作中加以实施,转变居民的健康理念,促进健康行为的形成,最终提高居民健康水平,是推动健康中国建设的较为新颖的实践案例。

(戴 云)

第三节

工作场所的医学传播

工作场所是指从事施工的任何人员因工作原因必须停留或前往的一切场所。我们大部分人都是有自己所在的工作单位或者办公室等,就是工作场所。还有一种解释认为,工作场所是指学习的场所,个性、能力发挥的场所,获得生活费用的场所,人际关系的场所,生活的重要场所,一个竞争的场所。比如环卫工人的工作场所可以是公路,白领的工作场所是写字楼的办公室,超市营业员的工作场所就是超市等。

工作场所的医学传播,顾名思义,就是在工作场所进行医学知识传播。在工作场所进行医学传播时,给在那里的工作人员带来很大的便利,同时,也需要根据当地工作人员的分布、喜好、偏向,选择合适的内容进行传播,以起到良好的传播效果。

工作场所医学传播方式应坚持聚焦、聚力、聚心,坚持需求导向,形成精准服务态势。工作场所医学传播服务体系的建设和服务能力的提升都是为了向公众传播能满足需求的医学知识,从"供给侧"提供高质量的精准服务。

工作场所的医学传播精准服务首先是要聚焦公众需求,实现供需的有效对接。以上海市徐汇区徐家汇路汇泰大楼的楼宇传播为例。2017年2月17日,由"达医晓护"与上海电力实业有限公司联合打造的"线上品牌落地楼宇阵地,办公白领'坐'享科普文化"项目,依托汇泰大楼深入合作,签订科普合作共建协议,汇泰大楼同时被上海市科普作家协会医疗健康专委会和"达医晓护"全媒体医学科普品牌共同授予第001号"科普示范楼宇",开启了科普进楼宇的新模式。在传播过程中项目组充分考虑和统筹了普适性和差异性,从需求出发,主动适应不同年龄阶段白领的群体特点,开展分级分类建设和服务。在进行楼宇科普和医学传播的同时,项目组还向汇泰大楼千余名白领发放在线调查问卷,获取他们对于科普资讯方面的需求。通过2个月的数据收集、统计分析后发现,近70%大楼白领对儿童健康、颈椎保养、中医理疗、心理健康方面有着较大兴趣。针对白领们的切实需求,2018年,精心打造的第二期科普楼宇健康季点燃了汇泰大楼的夏秋两季,7场更贴合人群需求、更精准的健康科普盛宴得到楼宇白领们的热烈欢迎和高度认可。

工作场所的医学传播精准服务要汇聚各方力量,尤其在合理调配资源实现有效供给方面。在汇泰大楼的楼宇传播过程中,项目组在建设中以"条块结合"的方式来实现资源的力量汇聚。在医学知识传播的过程中,知识传播者的身份会显著影响科普内容的传播效果,专业的科普机构、专家往往具有更高的大众信任感和认同度。一方面,发挥"达医晓护""条"的专业优势,分类梳理专家库的优质科普资源。在扎实开展健康科普的同时,项目组还主动喂料媒体,扩大医学科普的社会效应和社会影响,被新闻晚报、文汇报等主流媒体报道,成功打造项目品牌。另一方面,发挥楼宇"块"的枢纽作用,强化资源整合共享,让有共同需求的不同单位的白领集合在一起。

与传统的科普讲座相比,工作场所的医学传播可以让工作场所的人员不必千里迢迢赶至某个地点听课,完全可以利用业余时间参加一些自己感兴趣的科普活动,获取需要的医学科普知识。医学传播精准服务的最终目标是满足公众需求,提升公民科学素养,凝聚人心。工作场所的医学传播同样也需要充分考虑这些特征,积极适应未来城市化、现代化、老龄化等状况,加强对重点人群、特殊人群科学素质的整体提升,促进个人的全面发展,增强居民的获得感、幸福感和安全感,打造工作场所工作人员的公共医学知识文化空间和健康家园,从而助力区域经济的持续稳定发展。

对于工作场所的医学传播,一定要做到以下几点,才能增加吸引力、提高传播率及效果。

一、"点"——内容为王,决定能不能赢得受众

(一) 知识点体现精准度,实现"点餐"式授课,保证"所给即所需"

工作场所的特点在于人员情况复杂,不同行业、不同年龄层次,因此需要满足受众"差异化"医学知识的需求。不同教育背景、专业类型和患病经历的患者对同一位医学专家的医疗信息传播的认知、态度和行为也不尽相同。为此,医学传播主体要针对传播受众的需要准确传递信息,提高社会公众的科学素养和健康素养。为了让受众便利"点餐"、放心"点餐",点到合心的"餐",在开展活动前期项目组应进行需求分析征求意见"菜单",根据需求"备料"下单,做到心中"有谱",手中"有料"。力求内容丰富多彩,形式不拘一格,实现按需科普、高维度科普知识传播的初衷,达到提升广大受众医学知识底蕴的最终目的。

(二) 服务点体现关爱度,实现服务信息楼宇覆盖,健康知识随手可及

工作场所的医学传播能为更多忙碌的工作人群带来更快捷便利的感受,解决大家在繁忙的工作日就医难的大问题,用心关爱广大工作人群身心健康,提供优质健康服务,引导大家提高自身保健意识,做好健康保健,不断完善丰富楼宇等工作场所的内涵,增强其服务功能。

(三) 互利点体现合作诚意,确保项目生存空间,助力品牌推广

工作场所的医学传播需要项目组双方一起加强公共服务建设,提升服务

公众的效能，统筹社会各方资源，全方位、全周期地保障广大工作人群的健康权益，让大家就近享受"零距离"贴心健康医疗服务，以精细化、优质化服务水平，营造温馨和谐的氛围，夯实医学传播阵地，提高医学传播实效，助力品牌推广。

（四）落脚点践行国家政策，致力实现全方位、全周期、全民共享健康

人民健康是社会主义现代化的重要标志，自党的十八大以来，以习近平总书记为核心的党中央，坚持以人民为中心的发展思想，把人民健康放在优先发展的战略位置，持续深化医药卫生体制改革，不断完善卫生健康体系，我国卫生健康事业从"以治病为中心"向"以人民健康为中心"迈进，努力打造全方位、全周期的健康服务，从各个维度切实增强广大人民群众的幸福感、归属感、获得感，为健康中国建设贡献力量。

（五）关注点聚焦功能社区，使"边缘人群""坐"享健康

工作场所的医学传播不能一味地追求"流量""热度""博眼球"，而忽视科普内容的质量。要端正态度，正确对待医学传播，明确医学传播的目的是向公众传递重要的医学知识，不为商业机构做宣传，不让科普变味。要高度重视医学传播内容的真实性和科学性，将科普主题聚焦在功能社区，为公众提供科学、可靠的科普知识，使"边缘人群"同样"坐"享健康。

二、"情"——近距离接触，表现形式玩转套路，深情以赴

（一）如果一堂科普讲课停留在形式上的我说你听，那只能是个自娱自乐的自嗨产品

通常，医学传播内容可以分为两类：一是既有医学知识的普及；二是最新医学研究结果的传播。首先，既有医学知识普及之目的是要促进公众的学习、理解与应用。其次，最新医学研究结果传播的目的是促进公众对医学研究及其进展的知晓和应用。最后，已知的和未知的医学知识之间是相互转化的。既有知识的普及和新知识传播是一种动态转化的过程，新的医学知识逐渐完备后，就会变成既有知识。医学传播形式直接影响社会公众科学素养的水平。特别是工作场所的医学传播，受众聚集在一起都是带着明确的目的，希望有所收获。

传统讲授式的科普教育大大制约了医学传播的效果,因此这也需要医学传播者花费更多的心思来仔细研究、丰富表现形式,多呈现出让受众喜欢听、听得懂、记得住的优秀作品。

(二)引发共情,受众全情参与,讲者深情以赴,让医学传播有血有肉,变得更鲜活

医学传播逐渐从"专业解读型"转向"故事讲述型",这是赢得公众理解的最佳传播形式,同时具有成本低、针对性强的传播优势,可以促进公众"自主意识"和医生"专业意识"的融合。在传统意义上有关病情探讨的过程中,专业性的医学语言是医务工作者和患者共同承认的共识,也是最为重要的,甚至在很多时候是唯一有用的交流。对医务工作者而言,运用专业语言以显示其职业化治疗风格和娴熟技能。公众尽管不完全熟悉和了解专业化语言的真正内涵,但对他们来说,懵懂与困惑恰恰反证了医生的权威和可信。随着公众对医学专业词汇用语、医疗设备用途了解的程度加深,由民主意识带来的对"个人权益和权利"维护的重视,有更多的公众强调专业医疗机构和医务工作者应改变把医学治疗神秘化的做法,要以通俗易懂具有人文关怀和人情味的语言分析和解答公众对疾病治疗、健康相关等问题的疑惑。这在某种程度上显示,艰深晦涩的医学用语越来越不再是权威的代名词和挡箭牌,找到与公众彼此都能够接受和理解的"表述方式",才能让医学传播具有持久性和稳定性。

(三)情感永远是不可缺少的核心,是能够打通不同层次受众的共同语言

医学的传播需要人文关怀,也正是在这样一个大背景下,"生物—心理—社会"医学模式取代了传统的生物医学模式。医学模式的转变实际上是医学人文的回归,即医学由以疾病为中心转变为追求以身体、心理和社会适应的完好健康状态为中心;由以防治感染性、传染性疾病为中心转变为以治疗慢性非传染性疾病、社会心理性疾病为中心。现代医学模式最主要的内涵是强调心理和社会因素对人类健康的影响,肯定精神关怀对健康的意义,体现了人文关怀的精神实质。工作场所的医学传播科普并不是简单的口传,更是心授,要做有温度的科普。这不仅是传播医学知识,更是医患关系的润滑剂。工作场所的医学传

播需要有情怀,有温度。

(四)医学传播的讲师必须充分流露情感——我对你健康的关注

作为医学传播的讲师,一岗双责,既要承担起患者生命健康的责任又被赋予了很多人文的使命,工作场所的医学传播更是如此。医学是科学、技术与人文的有机统一,医学知识不仅包括生物医学知识,还包括医学人文知识。医学人文知识和理念的传播不仅是医学传播的重要内容之一,还是医学传播的灵魂或精髓。因此,医学传播的讲师必须充分流露情感——我对你健康的关注。

三、"趣"——表现形式决定能不能留住受众

(一)拒绝"沉闷"烙印,动起来,更精彩

医学传播最重要的属性是内容的科学和严谨,但其表现形式却直接决定了公众的可接受性,是影响医学传播最终效果的重要因素。在持续的鼓励创新气氛和优秀示范效应下,医学传播的表现形式从既往的演讲为主,发展到如今小品、说唱、脱口秀、相声、多媒体等各种艺术形式的百花齐放,演绎的趣味性和生动性得到了大幅度提高。

(二)让质朴的灵魂穿上充满新媒体元素的花衣

互联网、数字电视等新兴媒体的出现,"极大地拓展了宣传渠道",医学传播推广运行方式也实现了创新。多元化媒体的发展,使得医学科普作品的传播方式更灵活多样。新媒体为医学传播提供了全新的渠道,新渠道固有的优势和特点也自发地筛选着医学传播的内容。自媒体的医学传播对公众,包括患者和医务人员都是开放的,并没有设定较高的专业门槛。公众也可以通过人际传播和媒体的信息传播讲述自己的故事,有助于他们更加了解自我,确认他们的情感,从"疾病承受者"向"医学传播者"角色转换。新媒体环境对医学传播的消息来源、方式有着很大的影响。

(三)关注时下流行的走向,让医学传播喜闻乐见

工作场所的医学传播同样需要借着主流媒体的东风,关注时下流行的走向,紧扣社会热点话题、重大社会新闻选题,从热搜、时政、健康日、节气养生等角度,巧妙设置主题,形成传播矩阵,发出时代科普强音,让医学传播喜闻乐见。

唯有在公众中产生广泛影响的医学传播,才是有价值、有意义的传播。

(四) 打造品牌"人设"——好听、好记、有用、有趣

工作场所的医学传播语言表述必须权威、专业、准确,才能正确指导人们在生活上和饮食上养成科学合理的习惯,才能发挥医学在治未病方面的独特优势,才能维持好医院和医生的公信力、影响力。同时,无论是标题还是内容往往都需要达到融知识性、趣味性和实用性于一体的要求。如果说标题为王,那么内容就是王中之王。在繁忙的工作压力下,大众喜欢身心放松的精神食粮,原来科学原理也可以说得很轻松,专业术语也可以拿来搞笑,在嘻嘻哈哈中,医学传播潮起来,完成了一次潜移默化的健康宣教,在耳濡目染中,使健康的生活方式入脑、入心、入生活。

(吴胜男)

·········· **思 考 题** ··········

1. 假设您是一位心血管病内科的医生,在繁忙的门诊工作中,遇到一位高血压患者拒绝降压药物治疗,您打算如何和他沟通?

2. 社区医学传播项目的设计需要注意哪些方面?

3. 怎样做好一场工作场所的医学传播?

第九章　医学传播新形态

教学目标

　　1. 了解新媒体传播的定义和特点。

　　2. 了解曲艺+医学科普的现状。

　　3. 熟悉大学医学传播学教学的目的和意义,并了解其学科建设情况。

　　伴随互联网和通信技术的高速发展,社交媒体已悄然融入日常生活中,几乎影响衣食住行的方方面面,也包括医疗领域。

　　平时,患者经常会利用互联网来搜索医疗信息,更多地了解与自身相关的医疗保健知识,了解疾病相关的医师信息,并从网络或不同的平台来寻求医疗建议。医生也正越来越多地在网络平台上进行医疗问诊、开具处方或科普。

　　近年来,无论是在公众号、朋友圈,还是在头条、百度、抖音、微博、知乎、快手等互联网平台都能刷到医学科普的图文或视频。我国肝肿瘤内科的知名专家、复旦大学附属中山医院原院长、上海市科普作家协会理事长杨秉辉教授曾说:"所有能够给予大众的、触角能够传达到大众的媒介,都可以利用。"这就是医学传播新形态,也就是全媒体传播。

　　全媒体时代医学传播的模式正发生着深刻的改变。自媒体以最简单、最直白的方式将健康信息传递给大众,极大地提升了健康信息的可获得性。由于平民化、门槛低、传播快等优势使得自媒体为健康传播带来了新的机遇。然而,各类平台的"健康科普"或自媒体的信息参差不齐,其来源、专业性、真实性、科学性缺少把关,再加上各类营销策略的影响,使普通公众难辨真假,有时甚至会造成误导。2020年度"科普中国"公布的十大科学辟谣榜上的10件事,2021年度"科普中国"公布的十大科学辟谣榜上的9件事,均与健康科普有关。

这种情况下更需要有医学背景的人员加入到医学传播领域,传播正确的医学知识,提高传播能力,帮助公众树立正确的健康理念,提升科学素养。因此医学生理应成为医学传播新形态下的有生力量。

第一节

新媒体传播

一、新媒体定义

新媒体传播是利用新技术支撑体系下出现的媒体介质进行传播,最直观的含义就是利用数字技术,通过计算机网络、无线通信网、卫星等渠道,以及电脑、手机、数字电视机等终端,向用户提供信息和服务的传播形态。新媒体网络传播方式多样,如数字杂志、数字报纸、数字广播、手机短信和社交软件、移动电视、桌面视窗、数字电视、数字电影、触摸媒体等。新媒体最直观的呈现形式是大家每天都在使用的各种平台以及应用程序,具体包括微信公众号、朋友圈、微博、头条号、快手、抖音、哔哩哔哩、知乎、百家号、企鹅号、大鱼号、喜玛拉雅、小红书等。相对于报刊、户外、广播、电视四大传统媒体,新媒体被形象地称为"第五媒体",严格地说,新媒体应该被称为数字化新媒体。

二、自媒体定义

美国新闻学会媒体中心于2003年7月发布了由谢因·波曼(Shein Bowman)与克里斯·威理斯(Chris Wills)两位联合提出的"we media"(自媒体)研究报告,里面对"we media"做了十分严谨的定义:"它是普通大众经由数字科技强化、与全球知识体系相连之后,一种开始理解普通大众如何提供与分享他们自身的事实、新闻的途径。"自媒体又被称为"公民媒体"或"个人媒体"。自媒体平台包括:博客、微博、微信、头条、抖音、公众号、百度官方贴吧、论坛/BBS区、百家号、企鹅号、大鱼号等。

三、新形式下医学科普特点

医学科普已突破"我说你听"的传统模式,从过去单方面输出知识,变化为与患者(即受众)积极互动,这不仅是科普活动形式的改变,更是科普思维模式的转变。单向输出、纯说教式的科普内容,往往难以触动公众。

互联网医学科普如今已迎来3.0时代,以社交化、场景化的传播方式,重塑科普连接,重构科普的"人—内容—场景",知识的生产、传播、形态都更加开放多元。全媒体时代,能否不断丰富实践载体、创新传播手段,对于能否提高全民医学教育效果至关重要。

调查显示:一种传播媒体普及5000万人,收音机用了38年、电视用了13年、互联网用了4年,而微博只用了14个月,可见如微博一样的新媒体普及速度之快,超过以往任何媒体。因此,在目前这个科技高速发展的时代,利用新媒体进行医学传播,毋庸置疑,效率和效果必将明显提高。

四、新媒体传播特点

传统媒体传播信息的时间相对固定,内容量偏少,信息传播效率低,而新媒体信息接收时间相对自由,短时间内可以获取大量的信息,更能顺应时代的需要。移动端技术的成熟和新媒体平台的出现,满足了人们时间碎片化的特点。

新媒体传播方式特点包括以下几方面。

(一) 双向传播

传统媒体的传播方式是单向、线性、不可选择的。它集中表现为在特定的时间内由信息发布者向受众传播信息,受众被动地接受,没有信息的反馈。这种静态的传播方式使得信息不具流动性。新媒体是双向或多向传播。每个人都拥有话语权,发布者和受众之间可以进行互动和反馈。

(二) 传播行为个性化

博客、微信、头条、抖音等传播方式使得每一个人都成为信息的发布者,个性地表达自己的观点,传播自己关注的信息。传播内容与传播形式完全是"我的地盘我做主"。虽然个性化的传播方式让众人体会着发布信息影响他人的快感,但同时也带来了个人信息泛滥、内容参差不齐的弊端,为管理带来困难,也为受众的信息选择能力提出了更高的要求。

(三)接收方式从固定到移动

无线移动技术的发展使得新媒体具备移动性的特点,在公交车、出租车上,甚至在飞机上,用手机、平板电脑上网、看电视、听广播越来越成为普遍的事情,满足了人们时间碎片化的特点。随着5G技术的到来,移动性的特点必将成为未来新媒体的重要特性。

(四)实时传播

视频不再需要复杂的剪辑和烦琐的后期制作与排版,技术的简单便捷使得信息可以在全球实现实时传播。这一优势是任何传统媒体无法比拟的。各种直播平台如雨后春笋般迅速出现。目前一些大的门户网站基本上都可以实现声音和视频音频的实时播放,时空的距离被缩到最小。

(五)从单一到交融

传统媒体功能比较单一,比如报纸只能传递文字或图片,而新媒体则具备多种功能,一部手机不仅仅可以用来通话、发信息,同时还可以用来听广播、看电视、电影、听音乐、上网、拍照,将多种媒体的功能集于一身,而这些功能的实现是以互联网、通信网、广播电视网等多种网络终端的融合为基础的。

(六)打破了地域国界限制

新媒体传播消除国家之间、社群之间、产业之间的边界,消解信息发送者与接收者之间的边界。信息的互联性更强,传播模式更加多样化。宣传人员打破了时间、空间和地域的限制,能够随时随地进行信息传播工作。在当前宣传模式下进行医学科普活动,不但可以扩大宣传信息的内容范围,也可以为人民群众相应地解决医学方面的问题,极大地提升了医学科普宣传的价值和质量。

新媒体最大的优势在于时效性及地域普及性。比如,每年冬春交替的时候,国内各个地区流感暴发。于是,各大新媒体就开始了有关流感知识的宣传与普及。一方面很好地契合了民众的需求,最大程度发挥了时效性;另一方面只要有手机、有网络的地方,民众就能够接收到新媒体传播的内容,在地域方面具有全覆盖的趋势。这是诊室传播或者其他途径传播所不能达到的效果。

五、新媒体传播弊端

我们获取信息的效率（时间、信息量）大幅提升，与此同时对信息的甄别越来越困难。对信息的真实性和有效性难以精准考证，我们对于有价值信息的筛选，需要付出更多的精力，稍有不慎就可能被误导。

医学是通过不断探索而取得进步的，公众也迫切希望获得较为通俗的准确可靠的医学前沿研究信息。然而，现在普通人很难分辨出哪些是可靠的路径，不了解哪些病是可以治愈的，哪些病是医学无能为力的。

众所周知的"魏则西事件"就是一个误信虚假医疗信息的典型案例。

医学知识的传播，也要非常需要注意掌握"度"，要给患者合理的预期，提高患者健康素养。有些医疗剧在处理医疗内容时，夸大医学作用，甚至出现一些荒唐情节，可能对老百姓产生误导。

（郭树章）

第二节

曲艺+医学科普

全媒体时代呼唤符合时代特征、喜闻乐见的科普健康教育新形式。科普要贴近百姓生活，要通俗易懂，说老百姓听得懂的话，把专业的变通俗、把生硬的变亲近。

在健康中国的战略背景下，如何把晦涩难懂的医学知识，运用通俗易懂、妙趣横生的语言，传递给大众，讲到百姓的心坎里，让百姓听得懂、记得住，从而提高百姓的健康素养水平，营造大家关注健康科普的良好氛围，建设和谐医患关系，是广大医务人员积极努力的方向。

目前不少医生正在用越来越新颖有趣的方式将健康知识传播给大众。快板、小品、相声、大鼓、单弦、评书、情景剧、话剧等是老百姓喜闻乐见的传统曲艺节目形式,能很好地传播健康知识。

曲艺是中华民族各种"说唱艺术"的统称,它是由民间口头文学和歌唱艺术经过长期发展演变形成的一种独特的艺术形式。据不完全统计,至今活在中国民间的各种曲艺曲种有400个左右。

一、曲艺的种类

(一)评书类

评书特点是只说不唱,由一个演员讲故事。

(二)相声类

相声是从中国民间说笑话发展成的,具有轻松、活泼、滑稽、风趣的特点,又能通过幽默、诙谐的语言和表演,增长群众的知识,满足群众文化娱乐的要求。

(三)快板类

快板包括快板书、对口快板(数来宝)、山东快书、天津快板、竹板书等曲种。

(四)鼓曲类

鼓曲音乐性较强,以演唱曲词为主。曲艺中2/3的曲种都属这一类。

(五)说唱书类

表演时连说带唱,说说唱唱。常见的有西河大鼓、评弹等。

二、曲艺科普的历史

曲艺以"说,唱"来叙述故事、塑造人物、表达思想感情并反映社会生活,曲艺艺术的本质特征当是"以口语说唱故事"。相声、快板等人们喜闻乐见的艺术表现形式,历来享有深厚的群众基础。

用曲艺的方式来普及科学知识,这种做法至少可以追溯到1956年顾均正、叶至善合写的《一对好伴侣》——讲述了物理学中作用力与反作用力的相关原理。随后陆续涌现出一批相声作品,尤其是1959年12月发表于《人民日报》副刊的《现在的猿猴会不会变人》,更是旗帜鲜明地将作品标注为"科学相声",曲艺承担起扫除"科盲"的重任,再次复兴。

在曲艺+科普方面,较为有名的如:马三立老先生的《偏方》就是相声中的"科普范儿";马季先生的《拔牙》提醒大家看病要到正规医院,不要找假行家、蒙事大夫,揭露江湖郎中骗术来提醒世人切莫因小失大,反伪科学色彩鲜明;奇志大兵的《治感冒》讽刺了当时大处方乱开药的现象等。赵本山小品《心病》,创造了"话聊"一词;数来宝《同仁堂》以韵诵形式介绍传统医药。相声《庸医》围绕医患交流艺术展开,不仅带有少许中药科普元素,也对滥竽充数、头脑浑浊、胡说八道、漠视生命的庸医进行了讽刺。

马三立老先生的《偏方》中科学与文化要素的依存度和共生感明显。营造手法上遵循了既有修辞技巧又步步为营,衔接紧凑。表现方式上彰显出本色引领、一人多角、跳入跳出、说功为主、做功辅助的行当属性和自觉自信的从业品格。从受众的角度说,入耳的不是语如连珠、声韵铿锵的"快口",而是娓娓道来、和风化雨的"慢口";入目的不是响亮遒劲、爆燃劲道的"火功",而是稳健平和、婉约含蓄的"阴功"。更显成熟老练,不但可将脑中之"活"掰开揉碎传递到位,使受众回味无穷,还可展现科普者的定力气场,与科普实施主体的风范要求不谋而合。

三、医学曲艺科普近年来的发展

医学科普在普及传染病相关知识方面发挥了很大作用。在线上火起来的一些短视频,像上海说唱《勿去棋牌室》、大岔曲《反似病毒不露》、相声《疫情谣言》等,甚至一些村镇大喇叭里、墙壁上的防疫顺口溜,都充分显示出曲艺在疫情中发挥出的及时宣传与强大动员能力。天津快板《做好防疫筑平安》,则教导观众锻炼身体、讲究卫生,要出去买菜,把口罩戴严,人多的地方相对不安全,买完吃喝医用品赶紧往家转;到家先洗手,避免病毒传染,打肥皂、用清水多冲几遍。天津快板传科普《白话说病毒》、小剧场话剧《结核宜解不宜结》等都发挥了很大的作用。

第二届全国青年医生健康科普演讲大赛总决赛中,23位医生用游戏、小品、评书、广场舞、情景再现等活泼形式讲述医学知识,从演说讲到诗歌朗诵,从歌曲演唱到小品展示,从动漫视频到手绘科普,决赛选手在短短的5分钟时间里,以明白晓畅的语言、活泼有趣的形式,生动形象地解答了老百姓最关心、迷惑的健康问题。

每一个曲艺节目都有不同的适合讲解的形式,科普选题应当把日常生活中老百姓最关心的话题、时下公众热议的话题、临床上患者问得最多的问题作为切入点,结合各自学科特色和专业优势,选择合适的表演形式,用通俗易懂、妙趣横生的话语,将医学知识和科学态度传递给大众。让生涩的医学知识变得简单有趣,有料且有温度,在笑声中、感动中,帮助老百姓走出防病治病误区,科学管理身心健康。

四、医学曲艺科普要点

第一,曲艺是中华民族的重要文化之一,因此在科普要素中导入民族文化要素,可以增加作品的软实力,这是建构主题的重中之重,要让受众感知到"料儿"的丰满。

第二,要挖掘足够鲜明的包袱并辅以形象生动的"做功",才能提高作品的关注度,这是在情节编织阶段需要琢磨推演的核心要务。曲艺以讲故事见长,善于润物细无声式的宣教。

第三,医务人员参与科普作品创作,气质上为人师表、风格上成熟稳健,可增加科普的可信度。

五、医学曲艺科普现况

随着素质教育的普及,医务人员一专多能的复合型人才比比皆是,加之曲艺门槛低,部分幽默风趣、自带流量的医学精英在医学科普与曲艺技巧的融合手法上可能更为得心应手。

当代人娱乐生活越来越丰富,对于各种文化包容度变高,令人轻松愉快的相声,在医学科普中也得到了广泛的普及。在众多曲艺节目的医学科普中,相声应用相对更加广泛。相声是扎根于民间、源于生活又深受群众欢迎的曲艺表演艺术形式,在形成过程中广泛取口技、说书等艺术之长,寓庄于谐,以讽刺笑料表现真善美,以引人发笑为艺术特点,以说、学、逗、唱为主要艺术手段。

经长期积累,"达医院护•医笑解优"团队在国内首次推出全新健康教育新形式科普相声。将医学健康知识编入相声,充分发挥相声说、学、逗、唱的艺术手段,在笑声中向观众科普健康知识,达到"寓教于笑"的效果。

由专业的医务工作者进行医学科普相声的创作最大程度保证了相声中科普内容的科学性和专业性,选取相声这种喜闻乐见的艺术形式作为载体,最大程度保证了科普形式的艺术性和趣味性,从而在笑声中科普健康知识。

课题组推出的系列医学科普相声内容分为两类:①帮助健康居民纠正不良生活习惯和不健康行为方式等危险因素,提高自我保健意识和能力,减少疾病发生,即"治未病";②大多数老年人及慢性病患者主要依赖家庭护理,通过医学科普相声的健康教育,使照顾者提升科学照护能力,进而指导患者自觉遵医嘱、正确用药、选择合理的饮食和合适的锻炼方式,以促进疾病早日康复,即"治已病"。除了在社区演出外,科普相声的推广在"达医晓护"全媒体医学科普平台完成。在全媒体医学科普品牌"达医晓护"平台上,对原创的医学科普相声进行线上(直播、微视频上线、观众互动等)、线下(社区现场演出)的联合推广,让社区居民及线上受众了解医学科普相声,扩大医学科普相声的传播和影响,在笑声中科普健康知识;探索了医学科普相声全媒体时代的推广模式,收到了良好的效果。

2018年成立的"科普喜洋洋"团队是由外国科普志愿者为中国公众演绎医学科普相声(脱口秀)、传播健康知识的志愿者队伍。目标是探索有特色、成体系、可持续、影响大、居民喜爱的科普形式与主题科普活动,及其线上、线下推广模式,在笑声中向公众科普健康知识。团队不断探索全媒体时代科普传播新模式,如新媒体(秒拍、微博等)、电视(CHV)、社区活动(19场,社区观众超过3000人次);搭建外国友人在华科普交流的平台,探索国际科普交流"中国模式",来自6个国家的6位外国科普志愿者融入社区科普活动,收到了不同凡响的传播效果。

六、未来医学曲艺科普发展方向

如今政府大力倡导建立终身学习型社会,广大民众是科普工作服务的对象,医学科普活动更要坚持近民、为民、惠民,紧贴民众需求开展科普教育活动。

但是无论面对哪类对象的活动,都应当跳出老路子,哪怕是旧瓶装新酒也要创新医学传播方式方法,增强吸引力。

社会在进步,民众的要求也在提高,如果再用以前的陈旧思路来进行医学科普工作,恐怕不能带来很好的传播效果。一定要有创新点,紧紧抓住群众的需求和关注点,做更深入人心的科普创作和传播,才能起到更好的传播效果。科普相声和"科普喜洋洋"无疑是一个很好的并受到普遍欢迎的尝试。

科普的核心是弘扬科学精神,普及科学知识。曲艺是长于讲故事的。"科普中国"形象大使张双南在谈及如何做科普时,也特别强调了"讲故事"的重要性,"尽管形式多样,但讲故事、接地气和抓热点是基本技巧",而原因在于"被科普不是老百姓的刚需,只有讲大家喜欢听的故事,才能在这个过程中给大家传递科学精神。人类的历史就是讲故事的历史,所以讲故事在哪里都有市场"。以长篇杏林故事《神医华佗》为代表的一批带有科普色彩的以普及中医药科学知识、讲述杏林五千年传奇故事为内容的曲艺作品,以说书讲故事的形式展现在了广大听众的面前。

用正确的医学引导生活,用有趣的方式传播科普,各种曲艺表演形式都可以派上用场。在自媒体时代,医学科普的传播更为重要,医学生应该在还没有走出大学的象牙塔时就承担起我国健康科普的责任,用正确的话传播正确的内容,将医学科学知识、防病治病方法、医学保健措施和健康理念,通过多种手段和途径传播给公众,提高全民健康意识,提升健康素养,倡导健康生活,对于健康中国建设,必将起到事半功倍的效果。

七、结语

在互联网+全媒体时代,医学科普迎来了新的机遇期,网络和自媒体的发展,给了我们每个人发言的权利,也有越来越多的医生直接或者间接地参与其中,对于医学知识的普及是一件非常利好的事情。借助互联网传播信息速度快、效率高、及时性强、覆盖面广、信息量大的优势,可以有效提升医学科普知识的利用效率及共享率。

当代大学生思想灵活、综合素质高、多才多艺、新事物接受能力强,理应成为全媒体时代医学传播的主力军。医学科普创作,是一个主动参与的学习过程,需要把深奥的医学知识和名词,用通俗易懂的语言表达出来,同时还要善于借助多种形式,特别是中国传统曲艺方式进行展示,善于联合使用各种新媒体来进行医学传播,扩大影响力,针对不同的人群和需求,提供更加完善的科普内容。制作老百姓喜闻乐见又科学权威的优质科普作品,提升百姓的认可度,提供全方位、综合性的医学知识宣传服务,帮助公众不断提升健康意识,让科学健康生活成为全社会的自觉行动。

(郭树章)

第三节

大 学 教 育

一、医学传播学大学教育的目的和意义

在医学传播学学科建设中,大学教育是必不可少的组成部分。在大学中,特别是在医学院校开设医学传播学课程的目的是,在培养医学传播人才的同时,培养医学传播的师资力量,进行医学传播的科学研究。在大学中开设医学传播学课程,标志着医学传播学学科的建立。

开设"医学传播学"课程的意义有如下几点。

(一)符合《"健康中国2030"规划纲要》的要求

根据《"健康中国2030"规划纲要》的要求,要把更多的人力和物力用于预防疾病,让老百姓"不得病,少得病",需要加大医学科普的力量,需要更多具有医学专业知识的医务人员开展医学科普工作。在医学院校中开设医学传播学课程,使医学生在医学启蒙阶段就形成"大医治未病"的理念,同时掌握医学传播学的方法,使医学生认识到医学科普的重要性,并且有能力做好科普宣传工作。

（二）医学科普学术化学科建设的重要环节

任何学科发展都需要创新和进步。多年来老一辈的医学大家们致力于医学科普工作，虽然取得了较好的传播效果，但是没有像医学传播学这样成体系的学科的支撑，只能停留在科普作品和科普讲座的层面。科普作品和科普讲座的效果没有精确统计和研究。科普的质量如何，没有评判标准。做科普的人员不能得到相应的经济回报和社会尊重。科普作为医务人员的业余爱好和义务劳动，无法在质量上有大的提升。在大学开设医学传播学课程，建立医学传播学学科，对医学科普的目的、方法、效果等方面进行学术研究，对医学科普具有里程碑意义。

（三）医学科普人才培养的途径

无论做什么事，人才是关键。这里的人才包括以下3个方面。

1. 科普人才　医学传播事业需要大量有热情、有能力的致力于医学传播的人才。目前来说，主要是医务人员兼职做科普。而在医务工作者中，大多数人更重视医疗工作和科研工作，对科普工作重视不足。还有一部分积极做科普的医务人员，可能因为没有专业的指导和正确的方法，其传播质量不尽人意，因此产生的后果是，虽然专业医务人员有科学的、正确的知识和信息，但不能很好地传播出去，无法被大众广泛获取和认可。因此，医学传播学课程的目标之一就是培养科普人才。

大学开设医学传播学课程的培训对象是医学院校的学生。医学传播的传播者被定义为，有医学专业知识背景的人，包括医生、护士等专业医务工作者。把医学传播学的基本知识、基本理论和传播方法，在医学生的最初学习阶段就教授给他们，让医学生认识医学传播和医学科普对人民健康的重要性，在学生阶段就开始参与医学传播活动，激发学生对医学科普工作的热情，让医学传播和科普工作成为医学事业的一部分。

2. 教学人才　医学传播学是一门崭新的课程，要建立一支医学传播教师队伍，首先要培养合格的医学传播教学人才。同时，医学传播学是一门交叉学科，用传播学方法进行医学传播。就以往的专业设置，没有医学传播学的专业教师。传播学教师没有专业的医学知识，医学教师没有专业的传播学知识。因此,医学传播学的另外一个重要任务,是培养专业的医学传播学教师。这是一个开创性的工作,没有前人的经验,医学传播学课程的创始人,从实践中逐渐摸索教师培养的方法。

3. **研究人才** 和其他学科类似,在本职工作、教学工作的基础上,需要及时总结经验,并且进行不断创新,在医学传播理论、方法和教学等方面不断提高,推动学科建设和发展。大学有好的研究氛围,在大学进行医学传播课程教学的过程中,有更多人力和资金的支持,有利于医学传播学研究工作的开展及研究人才的培养。

科普人才、教学人才和研究人才,这3种人才层层递进,可以是专一能力的人才,也可以是具有科普、教学和研究等综合能力的人才,这些都是医学传播学事业所需要的。

二、医学传播学教师队伍建设

（一）教师招募

随着《医学传播学》课程进入医学院校教学日程,出现了课程师资力量不足的问题。教师来自热心医学科普和教学工作的志愿者,用业余时间授课。由于医学传播学自身交叉学科的性质,目前的教师来自传播学和医学两个学科门类,共同完成本课程的教学工作。随着开设本课程的学校的增加,师资严重不足。中国医师协会科普专委会医学传播学组和"达医晓护"医学传播智库共同成立《医学传播学》课程教师基地,以招募和培养更多热爱医学传播教育事业的医学传播学的专家、学者,加入《医学传播学》课程的教学工作,为本课程的教学工作发掘和培养后备人才。

（二）教师培训

在课程开设初期,对授课教师来说,这是一门新课程,有很多需要学习的知识,包括"什么是医学传播学？""传播项目如何设计？"等问题。在教学过程中,和学生一起学习,深刻体会教学相长的内涵。

原本的医学专家,需要掌握传播学知识和技能,不但要自己学会怎样做医学传播,更重要的任务是教会学生做医学传播,在课堂上把医学传播的知识和技能传授给学生,教学活动本身也是一种传播。

原本的传播学专家,在课程中主要讲授传播学的基本理论和方法,也感受到医学院独特的氛围。

医学传播学教师基地的教师们,学习医学传播学基本理论和技能,以培训会和研讨会的形式进行教师培训,同时组织新教师在授课现场观摩课堂教学,并有机会做代课老师和主持串场工作,向老教师学习,以老带新的形式提高培养速度和保证教学质量。

(三) 教师考核

《医学传播学》课程的教学工作由多位教师共同完成,教师的教学水平决定了课程的教学质量。对教师的教学质量进行考核的目的在于评价课程的教学水平,同时督促教师提高教学水平。医学传播学的考核方式是教研组每学年对每位教师的上课质量进行书面考评,学生对每位老师进行书面评价。根据考核结果,对优秀教师进行表彰,对不符合要求的教师,给予停课再培训。只有通过考核,发现问题、解决问题,才能不断提高医学传播学教师的教学水平。

三、医学传播学教学方法的探索

上海交通大学医学院的《医学传播学》课程有"三新"的特点,即新课程、新教师、新学员。

鉴于本课程的特点和总体目标,课程教研组在实践中创造并采用了一种创新的教学方法,称为"三棱镜"教学法。所谓"三棱镜"教学法,是把教师讲课、学员反馈评价和在教师指导下的学员实战相结合的一种教学方法。课程中有传播媒体的全程参与,传播素材由教师和学员提供,有图文和视频,传播载体采用多媒体平台。"三棱镜"教学法把传播学方法融入整个医学传播学课程教学过程中,让学员在学习全程感触医学传播的精髓、意义,在学习传播学方法的同时坚定进行医学传播、医学科普的信念,将来将医学传播融入自身的医疗事业中,更好地为人民服务,为健康中国助力。

广东医科大学《医学传播学》的课程设置打破了传统的单一理论授课形式,注重"三结合",即实践与理论的结合、课内与课外的结合、老师与学生的结合。

医学传播学创立不久,医学传播学课程建设处于起步阶段,医学传播学教育工作者正努力实践和探索,在发展和建立学科理论的同时,注重实践的教学方法基本确立并日趋成熟。

（周敏杰）

········　思　考　题　········

1. 您是否打算开设自媒体账号做医学传播？请为您的账号取名。

2. 您是否关注过医学科普相声、医学科普脱口秀等曲艺节目？您对目前的曲艺医学科普有什么看法？

3. 请对本教材提出宝贵的意见和建议,以便我们在第二版时改进。